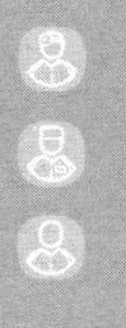

专家与您面对面

糖尿病

主编 / 吕晓红　刘　颖

中国医药科技出版社

图书在版编目（CIP）数据

糖尿病 / 吕晓红，刘颖主编 . -- 北京：中国医药科技出版社，2016.1
（专家与您面对面）
ISBN 978-7-5067-7814-5

Ⅰ. ①糖…　Ⅱ. ①吕…②刘…　Ⅲ. ①糖尿病－防治　Ⅳ. ① R587.1

中国版本图书馆 CIP 数据核字 (2015) 第 225919 号

专家与您面对面——糖尿病

美术编辑　陈君杞
版式设计　大隐设计

出版　中国医药科技出版社
地址　北京市海淀区文慧园北路甲 22 号
邮编　100082
电话　发行：010-62227427　邮购：010-62236938
网址　www.cmstp.com
规格　880×1230mm 1/32
印张　6 1/2
字数　102 千字
版次　2016 年 1 月第 1 版
印次　2018 年 1 月第 3 次印刷
印刷　三河市双峰印刷装订有限公司
经销　全国各地新华书店
书号　ISBN 978-7-5067-7814-5
定价　19.80 元
本社图书如存在印装质量问题请与本社联系调换

内容提要

糖尿病怎么防？怎么治？本书从“未病先防，既病防变”的理念出发，分别从基础知识、发病信号、鉴别诊断、综合治疗、康复调养和预防保健六个方面进行介绍，告诉您关于糖尿病您需要知道的有多少，您能做的有哪些。

阅读本书，让您在全面了解糖尿病的基础上，能正确应对糖尿病的“防”与“治”。本书适合糖尿病患者及家属阅读参考，凡患者或家属可能存在的疑问，都能找到解答，带着问题找答案，犹如专家与您面对面。

专家与您面对面

丛书编委会（按姓氏笔画排序）

王　策　王建国　王海云　尤　蔚　牛　菲　牛胜德　牛换香

尹彩霞　申淑芳　史慧栋　付　涛　付丽珠　白秀萍　吕晓红

刘　凯　刘　颖　刘月梅　刘宇欣　刘红旗　刘彦才　刘艳清

刘德清　齐国海　江　莉　江荷叶　许兰芬　李书军　李贞福

张凤兰　张晓慧　周　萃　赵瑞清　段江曼　高福生　程　石

谢素萍　熊　露　魏保生

前言

“健康是福”已经是人尽皆知的道理。有了健康，才有事业，才有未来，才有幸福；失去健康，就失去一切。那么什么是健康？健康包含三个方面的内容，身体好，没有疾病，即生理健康；心理平衡，始终保持良好的心理状态，即心理健康；个人和社会相协调，即社会适应能力强。健康不应以治病为本，因为治病花钱受罪，事倍功半，是下策。健康应以养生预防为本，省钱省力，事半功倍，乃是上策。

然而，污染的空气、恶化的水源、生活的压力等等，来自现实社会对健康的威胁却越来越令人担忧。没病之前，不知道如何保养，一旦患病，又不知道如何就医。基于这种现状，我们从“未病先防，既病防变”的理念出发，邀请众多医学专家编写了这套丛书。丛书本着一切为了健康的目标，遵循科学性、权威性、实用性、普及性的原则，简明扼要地介绍了100种疾病。旨在提高全民族的健康与身体素质，消除医学知识的不对等，把健康知识送到每一个家庭，帮助大家实现身心健康的理想。本套丛书的章节结构如下。

第一章 疾病扫盲——若想健康身体好，基础知识须知道；

第二章 发病信号——疾病总会露马脚，练就慧眼早明了；

第三章 诊断须知——确诊病症下对药，必要检查不可少；

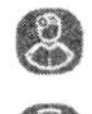

第四章 治疗疾病——合理用药很重要，综合治疗效果好；

第五章 康复调养——三分治疗七分养，自我保健恢复早；

第六章 预防保健——运动饮食习惯好，远离疾病活到老。

按照以上结构，作者根据在临床工作中的实践体会，和就诊时患者经常提出的一些问题，对100种常见疾病做了系统的介绍，内容丰富，深入浅出，通俗易懂。通过阅读，能使读者在自己的努力下，进行自我保健，以增强体质，减少疾病；一旦患病，以利尽早发现，及时治疗，早日康复，将疾病带来的损害降至最低限度。一书在手，犹如请了一位与您面对面交谈的专家，可以随时为您答疑解惑。丛书不仅适合患者阅读，也适用于健康人群预防保健参考所需。限于水平与时间，不足之处在所难免，望广大读者批评、指正。

编者

2015年10月

目录

第1章 疾病扫盲
——若想健康身体好，基础知识须知道

第2章 发病信号
——疾病总会露马脚，练就慧眼早明了

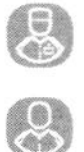

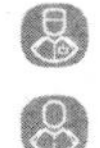

第5章 康复调养

——三分治疗七分养，自我保健恢复早

第6章 预防保健

——运动饮食习惯好，远离疾病活到老

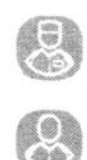

第1章

疾病扫盲

若想健康身体好，基础知识须知道

何谓糖尿病

糖尿病是一个复合病因的综合病症，是由于体内胰岛素缺乏或拮抗胰岛素的激素增加，或胰岛素在靶细胞内不能发挥正常生理作用而引起的葡萄糖、蛋白质及脂质代谢紊乱的一种综合征。其特征为血循环中葡萄糖浓度异常升高及尿糖、血糖过高时可出现典型的三多一少症状，即多饮、多尿、多食及体重减轻，且伴有疲乏无力。严重者可发生酮症酸中毒、高渗性糖尿病昏迷，且易合并多种感染。随着病程的延长，其代谢紊乱可导致眼、肾、神经、血管及心脏等组织器官的慢性进行性病变。若得不到及时恰当的治疗，则可发生心脏病变、脑血管病变、肾功能衰竭、双目失明、下肢坏疽等而成为致死致残的主要原因。

糖尿病的危害有哪些

糖尿病在全世界的发病率有逐年增高的趋势，在发达国家已被列为继心血管疾病、肿瘤之后的第三大疾病。目前糖尿病对人类健康危害最大的是在动脉硬化及微血管病变基础上产生的多种慢性并发症，如糖尿病性心脏病、糖尿病性肢端坏疽、糖尿病性脑血管病、糖尿病性肾病、糖尿病性视网膜病变及神经病变等。因糖尿病引起的失明者比一般人多10 ~ 25倍，目前糖尿病性视网膜病变已成为四大主要致盲疾病之一；糖尿病性坏疽和截肢者比一般人多20倍；糖尿病较非糖尿病者心血管疾病发病率与病死率高2 ~ 3倍；糖尿病导致肾功能衰竭比肾病多17倍。总之，糖尿病及其慢性并发症对人类健康的危害是十分严重的，已引起全世界医学界的高度重视。

糖尿病能根治吗

由于原发性糖尿病的病因至今尚未完全阐明，故至今糖尿病尚无根治措施。采用饮食治疗、运动疗法、口服降糖药、胰岛素及传统医药治疗，只能有效地控制病情，但目前还不能根治糖尿病。因此那些所谓能够根治糖尿病的灵丹妙药是不可信的。即使有的患者经过适当的治疗，临床症状消失，血糖、尿糖恢复正常，与正常人一样参加工作及劳动，若做葡萄糖耐量试验，也仍不正常，呈糖尿病曲线。若此时不注意调养，饮食不控制或不按医生的要求治疗，还会出现高血糖及尿糖。因此可以说糖尿病是终身性疾病，需长期坚持治疗，即使病情控制理想，也要坚持饮食治疗，并定期到医院复查。

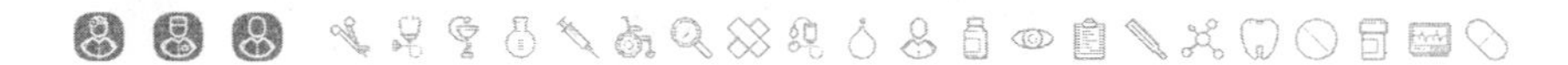

患了糖尿病后寿命就会缩短吗

糖尿病患者的预后及寿命长短决定于糖尿病控制的好坏及合并症的严重程度。

若对糖尿病不认真治疗，长期控制不好，合并症越来越多，则会丧失工作及劳动能力，寿命就会缩短，反之若能长期认真治疗糖尿病，使血糖长期稳定，合并症就有可能推迟出现，糖尿病患者可以与正常人一样参加工作及其他社会活动，就可以与正常人一样享受同样的寿命。

糖尿病遗传吗

经过近几十年的研究，一致认为糖尿病是一个多病因的综合病症。

糖尿病的遗传不是单一基因遗传，而是多基因突变。糖尿病的遗传不是疾病本身，而是对糖尿病的易感性，必须有某些环境因素的作用，才能发生糖尿病。

糖尿病患者能结婚吗

无论哪种类型的糖尿病，只要通过合理的治疗，病情得到满意控制后，糖尿病患者是可以结婚的。因为糖尿病有遗传倾向，男女双方都有糖尿病者，其子代易患糖尿病，所以糖尿病患者在选择对象时，最好与没有糖尿病的结婚。

结婚后作为糖尿病患者的妻子或丈夫要正确认识糖尿病并掌握一些有关糖尿病知识，在生活上应充分理解体贴他（她）们，帮助其建立正确、有规律的饮食生活，鼓励其参与治疗，帮助其树立起战胜疾病的信心。糖尿病患者婚后只要注意糖尿病的治疗，做到满意控制病情，其家庭生活会是美满幸福的。

糖尿病患者能妊娠生育吗

只要婚后糖尿病一直能满意控制，无心、脑、肾、眼及其他严重的并发症者，可以怀孕。没有必要仅仅因患糖尿病而中断妊娠或绝育。不过糖尿病孕妇胎儿畸形、早产、围产期死亡率、妊娠中毒症都比非糖尿病孕妇为多，因此为预防以上妊娠并发症，糖尿病妇女应在怀孕前严格控制糖尿病，使血糖降至正常水平。若已确诊为妊娠，要在妇产科及内科医生密切配合下调节好饮食及胰岛素剂量，使血糖降到正常水平，并定期详细检查心肾功能、血压及眼底变化、胎心、胎儿发育及活动情况，由产科大夫决定何时终止妊娠。在分娩时应比健康人提前入院，以确保安全度过妊娠及分娩的全过程。

什么是血糖，血糖的来源和去路

血液中所含的葡萄糖，称为血糖。它是糖在体内的运输形式。正常人空腹血浆血糖为 3.9 ～ 6.1mmol/L（葡萄糖氧化酶法测定）。

（1）正常人血糖的来源主要有 3 条途径

①饭后食物中的糖消化成葡萄糖，吸收入血循环，为血糖的主要来源。

②空腹时血糖来自肝脏，肝脏储有肝糖原，空腹时肝糖原分解成葡萄糖进入血液。

③蛋白质、脂肪及从肌肉生成的乳酸可通过糖异生过程变成葡萄糖。

（2）正常人血糖的去路主要有 5 条

①血糖的主要去路是在全身各组织细胞中氧化分解成二氧化碳和水，同时释放出大量能量，供人体利用消耗。

②进入肝脏变成肝糖原储存起来。

③进入肌肉细胞变成肌糖原贮存起来。

④转变为脂肪储存起来。

⑤转化为细胞的组成部分。

何谓胰岛素，体内胰岛素是由哪里分泌的

胰岛素是一种蛋白质类激素。体内胰岛素是由胰岛 β 细胞分泌的。在人体十二指肠旁边，有一个长形的器官，叫做胰腺。在胰腺中散布着许许多多的细胞群，叫做胰岛。胰腺中胰岛总数约有 100 万 ~ 200 万个。胰岛细胞根据其分泌激素的功能分为以下几种：B 细胞（β 细胞），约占胰岛细胞的 60% ~ 80%，分泌胰岛素，胰岛素可以降低血糖；A 细胞（α 细胞），约占胰岛细胞的 24% ~ 40%，分泌胰升糖素，胰升糖素作用同胰岛素相反，可增高血糖；D 细胞，约占胰岛细胞总数的 6% ~ 15%，分泌生长激素抑制激素。

糖尿病患者发生高血糖的机制主要是胰岛素分泌和活性不足，使葡萄糖在肝、肌肉及脂肪组织内利用减少和肝糖输出增多所致。

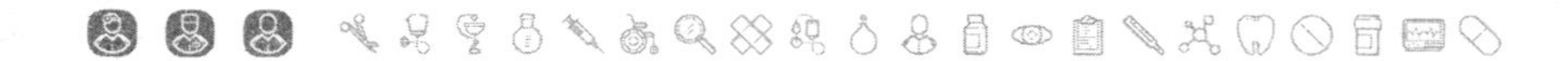

胰岛素有何作用

胰岛素主要作用在肝脏、肌肉及脂肪组织，控制着糖、蛋白质、脂肪三大营养物质的代谢和贮存。

（1）对糖代谢的影响。能加速葡萄糖的利用和抑制葡萄糖的生成，即使血糖的去路增加而来源减少，于是血糖降低。

（2）对脂肪代谢的影响。促进脂肪的合成和贮存，抑制脂肪的分解。糖尿病时糖代谢障碍，脂肪大量动员，产生大量游离脂肪酸在肝脏氧化至乙酰辅酶A，然后变为酮体，若酮体产生过多则出现酮血症。胰岛素能抑制脂肪分解，并促进糖的利用，从而抑制酮体产生，纠正酮血症。

（3）对蛋白质代谢的影响。促进蛋白质的合成，阻止蛋白质的分解。

（4）胰岛素可促进钾离子和镁离子穿过细胞膜进入细胞内，可促进脱氧核糖核酸（DNA）、核糖核酸（RNA）及三磷酸腺苷（ATP）的合成。

另外，葡萄糖在红细胞及脑细胞膜的进出、葡萄糖在肾小管的重吸收以及小肠黏膜上皮细胞对葡萄糖的吸收，都不受胰岛素的影响。

胰岛素作用的靶细胞主要有肝细胞、脂肪细胞、肌肉细胞、血细胞、肺脏和肾脏的细胞、睾丸细胞等。

何谓胰岛素受体

胰岛素在细胞水平的生物作用是通过与靶细胞膜上的特异受体结合而启动的。胰岛素受体为胰岛素起作用的靶细胞膜上特定部位，仅可与胰岛素或含有胰岛素分子的胰岛素原结合，具有高度的特异性，且分布非常广泛。受体是一种糖蛋白，每个受体由 α、β 各两个亚单位组成。α 亚单位穿过细胞膜，一端暴露在细胞膜表面，具有胰岛素结合位点。β 亚单位由细胞膜向胞浆延伸，是胰岛素引发细胞膜与细胞内效应的功能单位。胰岛素与亚单位结合后，β 亚单位中酪氨酸激酶被激活，使受体磷酸化，产生介体，调节细胞内酶系统活性，控制物质代谢。

肥胖的 2 型糖尿病患者由于脂肪细胞膜上受体数下降，临床上呈胰岛素不敏感性，称抵抗性。当肥胖的 2 型糖尿病患者经饮食控制、体育锻炼后体重减轻时，脂肪细胞膜上胰岛素受体数增多，与胰岛素结合力加强而使血糖利用改善。这不仅是肥胖的 2 型糖尿病的重要发病机制，也是治疗中必须减肥的理论依据。

什么是肥胖，肥胖与糖尿病有何关系

一般为了简便，我们常用下列公式粗略计算标准体重（也称理想体重），即：标准体重（kg）= 身高（cm）–105。肥胖系指体重超过理想体重20%。也可以按体重指数计算，体重指数（BMI）= 体重（kg）/ 身高的平方（m^2），男性BMI超过25，女性超过27，属于肥胖。肥胖的起因，与家族性遗传有关，也与生活水平提高、长期摄取高热量饮食及体力活动减少有关。肥胖者由于胰岛素靶细胞的胰岛素受体数量减少，或是胰岛素与受体结合后细胞内反应的缺陷，体内产生胰岛素抵抗，因此肥胖是2型糖尿病发生的重要诱因。

糖尿病是什么原因引起的

尽管糖尿病病因至今尚未完全阐明，但从临床流行病学调查、遗传学、免疫学、病毒学、病理学、内分泌代谢病学等方面综合研究已知与下列诸因素有密切关系。

（1）遗传因素

早在60多年前，国际医学界就发现糖尿病患者的亲属中，糖尿病的发生率显著高于普通人群。从对单卵双胞胎糖尿病的调查分析

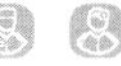

中可以看出2型糖尿病的遗传倾向较1型糖尿病更为显著。

糖尿病通过什么基因、以什么方式进行遗传尚不十分清楚，但比较一致的意见是多基因遗传。

（2）人类白细胞抗原（HLA）差异

人类白细胞抗原（HLA）是人类的主要组织相容性复合体（MHC）。1型糖尿病与HLA密切关联，HLA-DR3、HLA-DR4抗原频率显著增高，HLA-DR2抗原频率显著减少。2型糖尿病患者的HLA分型与普通人群相同，无特异性。

（3）环境因素

①病毒感染。与糖尿病有关的病毒有腮腺炎病毒、风疹病毒、柯萨奇病毒、巨细胞病毒及脑炎、心肌炎病毒等。尽管病毒感染是青少年发生1型糖尿病的重要环境因素，但尚须有遗传易感性的基础及病毒感染后引起自身免疫反应等因素，才可发病。

②肥胖。肥胖是2型糖尿病发生与发展的一个重要环境因素。肥胖者由于胰岛素靶细胞的胰岛素受体数量减少，或是胰岛素与受体结合后细胞内反应的缺陷，体内产生胰岛素抵抗而出现高血糖。肥胖的起因与家族性遗传有关。多数由于长期摄取过多的高热量、高糖、高脂饮食，体力活动减少，体内脂肪储存增加所致。

③化学毒物。作为直接损害B细胞的物质有四氧嘧啶和链脲菌

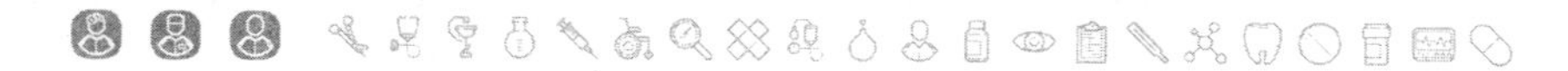

素，在美国和韩国作为灭鼠药使用的吡甲硝苯脲等。这些化学毒物所致的糖尿病较似于1型糖尿病，而在人类的1型糖尿病病因学方面似乎意义不大，仅能借以说明发病机制中细胞破坏为重要环节，而大多数患者的病因则并非这些毒物。

④饮食中某些食物成分。动物实验已证实，使动物仔食用熏制肉可致糖尿病。

⑤营养不良。文献报道在非洲或东南亚一些以木薯为主食的国家和地区发生的糖尿病，临床表现既不同于1型糖尿病，也不同于2型糖尿病，可能与食用木薯有关。因为在摄取大量木薯而摄入较少量蛋白质的情况下，特别是含硫氨基酸不足，可造成氰化物在体内蓄积而损伤胰腺。另外动物实验和临床长期蛋白质营养缺乏，可导致胰岛素分泌减少、糖耐量低减。

另外长期的过度紧张及影响糖代谢的药物如利尿剂、糖皮质激素、类固醇类口服避孕药等均可增加胰岛素需要量，加重胰岛B细胞负荷，也是糖尿病的环境因素之一。

糖尿病是如何发生的

糖尿病是一种复合病因的综合病症，凡是可导致胰岛素缺乏或

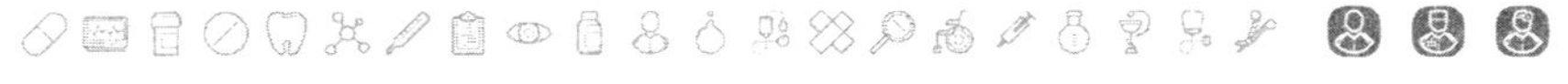

胰岛素抵抗的因素均可使具有糖尿病遗传易感性的个体发生糖尿病。因此，自胰岛素在B细胞内合成、分泌、通过血循环转运及作用于靶细胞整个过程中，任何一个环节的异常均可发生糖尿病。

（1）胰岛B细胞水平

胰岛素基因突变；胰岛素合成与分泌的异常。

（2）血循环中对抗胰岛素的物质增加

①激素类物质。如胰高血糖素、儿茶酚胺、生长激素、促肾上腺皮质激素、肾上腺皮质激素、促甲状腺素、甲状腺素等，其中某种激素在血液中浓度异常升高，对抗胰岛素的作用，而使血糖升高。

②非激素类物质。如胰岛素抗体及胰岛素受体抗体。在黑色棘皮病患者中可发现血清中存在胰岛素受体抗体。受体与其相应的抗体结合后，胰岛素不能与受体结合，胰岛素不能发挥生理作用。黑色棘皮病带有胰岛素受体抗体的患者具有家族性、高血糖及严重的胰岛素抵抗等特点，属于自身免疫性疾病。

（3）受体及受体后缺陷

消渴病与糖尿病有何关系

消渴病是中国传统医学的病名，是指以多饮、多尿、多食及消

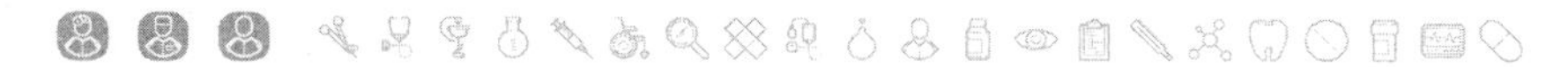

瘦、疲乏、尿甜为主要特征的综合病症。若做化验检查其主要特征为高血糖及尿糖。主要病变部位在肺、胃、肾，基本病机为阴津亏耗、燥热偏盛。消渴病日久，病情失控，则阴损及阳、热灼津亏血瘀，而致气阴两伤，阴阳俱虚，络脉瘀阻，经脉失养，气血逆乱，脏腑器官受损而出现疖、痈、眩晕、胸痹、耳聋、目盲、肢体麻疼、下肢坏疽、肾衰水肿、中风昏迷等兼证。

根据临床表现，中医学的消渴病与西医学的糖尿病基本一致。

中医学对糖尿病的病因、病机怎样认识

（1）病因

①素体阴虚，五脏虚弱。素体阴虚、五脏虚弱是消渴病发病的内在因素。素体阴虚是指机体阴液亏虚及阴液中某些成分缺乏，特别是肾脾两脏的亏虚在消渴病的发病中起决定作用。

②饮食不节，形体肥胖。长期过食肥甘、醇酒厚味，损伤脾胃，脾胃运化失司，积热内蕴，消谷耗液，损耗阴津，易发生消渴病。目前已公认肥胖是2型糖尿病发生的一个重要因素。近年国内外大量流行病学的调查资料表明，随着经济的发展和生活水平的提高，由于长期摄取高热量饮食，或过多膳食，加之体力活动的减少，身体肥胖，

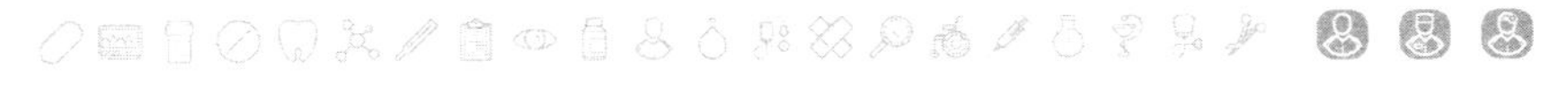

糖尿病的发病率也逐渐增高。这与中医学的认识是完全一致的。

③精神刺激，情志失调。长期过度的精神刺激，情志不舒，或郁怒伤肝，肝失疏泄，气郁化火，上灼肺胃阴津，下灼肾阴；或思虑过度，心气郁结，郁而化火，心火亢盛，损耗心脾精血，灼伤胃肾阴液，均可导致消渴病的发生。

④外感六淫，毒邪侵害。外感六淫，燥火风热毒邪内侵散膏（胰腺），旁及脏腑，化燥伤津，亦可发生消渴病。如秦景明在《症因脉治》中将消渴病根据病因不同分为外感三消（燥火三消、湿火三消）和内伤三消（积热三消、精虚三消）。外感三消即外感六淫，毒邪侵害所引起的消渴病。

⑤久服丹药，化燥伤津。在中国古代，自隋唐以后，常有人为了壮阳纵欲或养生延寿而服用矿石类药物炼制的丹药，致使燥热内生、阴津耗损而发生消渴病。许多古医籍中都有嗜服丹药发生消渴的记载。西医学认为，确有一些化学毒物如四氧嘧啶、链脲菌素、吡甲硝苯脲以及某些药物如口服类固醇避孕药、肾上腺皮质激素均可导致糖尿病的发生。

⑥长期饮酒，房劳过度。中国历代医籍十分强调嗜酒及房劳过度与消渴病有关。认为长期嗜酒，损伤脾胃，积热内蕴，化燥伤津；或房事不节，劳伤过度，肾精亏损，虚火内生，灼伤阴津，均可发

生消渴病。

（2）病机

综合中医学古今文献及分析消渴病从发病至死亡全过程的临床资料，可将消渴病漫长病程中的病机特点归纳如下。

①病变早期，阴津亏耗，燥热偏盛。我国历代医学文献在论述消渴病发病机制时大多以阴虚燥热立论。消渴病早期，基本病机为阴津亏耗，燥热偏盛，阴虚为本，燥热为标。燥热愈甚阴津愈虚，阴津愈虚燥热愈盛，二者相互影响，互为因果。消渴病的病变部位虽与五脏有关，但主要在肺、脾（胃）和肾三脏。

②病程迁延，气阴两伤，脉络瘀阻。若消渴病早期得不到及时恰当的治疗，则病程迁延，阴损耗气，燥热伤阴耗气而致气阴两虚，同时脏腑功能失调，津液代谢障碍，气血运行受阻，痰浊瘀血内生，全身脉络瘀阻，相应的脏腑器官失去气血的濡养而发生诸多并发症。

③病变后期，阴损及阳，阴阳俱虚，人之阴阳互根，互相依存。消渴病之本在于阴虚，若病程迁延日久，阴损及阳，或因治疗失当，过用苦寒伤阳之品，终致阴阳俱虚。

另有少数消渴病患者发病急骤，病情严重。迅速导致阴津极度损耗，阴不敛阳，虚阳浮越而出，现面赤烦躁，头痛呕吐，皮肤干燥，目眶下陷，唇舌干红，呼吸深长，有烂苹果样气味。若不及时抢救，则真阴耗竭，阴绝阳亡，昏迷死亡。

糖尿病是如何分型的

1 型糖尿病。包括自身免疫性和特异性两种亚型，其中前者指抗胰岛细胞抗体（ICAs）、抗胰岛素抗体（IAAs）、抗谷氨酸脱羧酶（GAD65）抗体阳性。

2 型糖尿病。包括胰岛素抵抗为主伴胰岛素分泌相对不足，或胰岛素分泌缺陷为主，同时伴或不伴胰岛素抵抗。

其他特殊类型糖尿病。此类型按病因及发病机制分为 8 种亚型，包括 1985 年世界卫生组织（WHO）分类标准中所有继发性糖尿病，同时也包括已经明确病因和发病机制以及新近发现的特殊类型。

妊娠期糖尿病。有两种情况，一种为妊娠前已确诊患糖尿病，称“糖尿病合并妊娠”；另一种为妊娠前糖代谢正常或有潜在糖耐量减低、妊娠期才出现或确诊的糖尿病。

我国糖尿病流行病学有什么特点

（1）我国属于世界上糖尿病低患病率的国家，但我国人口 13 亿，拥有世界上最大的糖尿病患者人群。

（2）我国约90%以上糖尿病患者为2型糖尿病，1型糖尿病占不到10%。

（3）糖尿病患病的高危因素包括：城市、高年龄组、糖尿病家族史阳性、脑力劳动、肥胖、某些民族、移居海外等。

（4）我国糖尿病患病率近10年内增长很快，死亡率已上升至继肿瘤、心血管疾病之后的第三位。

（5）遗传对我国糖尿病患者的发展具有明显的影响，对2型糖尿病发病影响较大，而对1型糖尿病发病影响相对较小，遗传方式以多基因遗传为主，HLA与1型糖尿病发病有较强的关联，特别是DR-3抗原。

（6）我国糖尿病患者血管并发症发生率与西方国家相比，具有微血管并发症高而大血管并发症低的特点。

（7）我国糖耐量减低患病率略低于糖尿病组。

（8）糖耐量减低及糖尿病的转归具有双向性，糖耐量减低可转变为正常，也可转变为糖尿病。无症状的糖尿病可转为有症状的糖尿病，也可转为糖耐量减低。

1型糖尿病发病机制是什么

目前认为，1 型糖尿病是由于胰岛细胞受病毒或毒物等破坏，在遗传倾向的基础上引起自身的免疫反应而发病。一般认为 B 细胞破坏机制有两方面，一是病毒和毒物有直接破坏细胞的可能性，二是大多数情况下这些外因使胰岛 B 细胞产生了某种变化，通过诱发自身免疫反应使细胞缓慢死亡。

2型糖尿病发病机制是什么

2 型糖尿病的高血糖是多种因素的综合性后果，其中以胰岛素受体或受体后缺陷与胰岛素抵抗为主要环节。

（1）胰岛素受体或受体后缺陷，使肌肉、脂肪等组织摄取与利用葡萄糖减少，以致血糖增高。

（2）由于胰岛素相对不足与拮抗胰岛素增多使肝糖原分解及糖原异生增多，以致肝糖输出增多。

（3）由于胰岛 B 细胞缺陷以致胰岛素分泌不足而致高血糖。

（4）持续或长期高血糖刺激胰岛 B 细胞分泌增多，但由于受体或受体后异常而呈胰岛素抵抗性，以致 B 细胞功能衰竭。

什么是妊娠糖尿病

孕妇本来没有糖尿病，妊娠期，通常在妊娠中期或后期出现糖尿病，称为妊娠糖尿病。分娩以后，部分产妇的糖耐量恢复正常，另有部分产妇的糖尿病一直持续，则应根据其对外源胰岛素依赖的程度再作分型。

美国国家糖尿病资料组的妊娠糖尿病诊断标准：空腹血糖为5.8mmol/L，口服100g葡萄糖后1小时血糖为10.6mmol/L，2小时为9.2mmol/L，3小时为8.1mmol/L。上述四个数据中，若有两个或两个以上数值等于或超过上述数值即可确诊为糖尿病。

什么是糖尿病合并症

所谓糖尿病合并症，可以认为是由于糖尿病及糖尿病状态而继发的急性或慢性疾病以及临床症状。1980年世界卫生组织（WHO）糖尿病报告书中指出：“糖尿病的临床经过和糖尿病患者的健康与生命预后，大部分是由于所谓糖尿病性合并症所决定的。”认为影响眼、肾、神经的特异性进行性障碍与心脏病、坏疽、脑卒中的明显感受性是对代谢障碍控制不当所导致的直接结果。将糖尿病性合

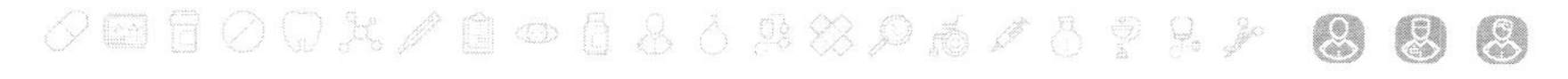

并症分为特异性进行性损害和明显的感受性两个方面，明确指出糖尿病性合并症是左右患者预后的主要因素。临床上常将糖尿病合并症大致分为急性合并症及慢性合并症两大类。

糖尿病急性合并症

糖尿病急性合并症可认为是糖尿病代谢异常的一种变型。糖尿病急性合并症主要有以下四种。

（1）糖尿病性酮症酸中毒。

（2）非酮症高渗性糖尿病昏迷。

（3）乳酸性酸中毒。

（4）混合性糖尿病昏迷。

此外，一般急性合并症中还包括急性炎症，但是若考虑到糖尿病患者的易感染性是因糖尿病或者糖尿病状态长期持续产生的，则将其作为慢性合并症处理。

糖尿病慢性合并症

（1）按 WHO 的分类。WHO 研究小组的报告中将糖尿病慢性合并症分为如下几种。

①糖尿病性眼病。糖尿病性视网膜症、白内障及其他眼病（眼肌麻痹、郁滞性青光眼）。

②肾病。糖尿病性肾病及其他肾病（尿路感染、膀胱弛缓、肾盂肾炎、肾纤维化、肾衰）。

③糖尿病性神经症（感觉神经障碍、运动神经障碍、植物神经障碍等）。

④心血管系统合并症。冠状动脉疾病及非冠状动脉疾病（糖尿病性心肌病、小动脉硬化症、脑梗塞、脑出血）。⑤糖尿病足。坏疽、败血症。

（2）按大血管及微血管病变分类。此种分类方法有如下几种。

①大血管病变。缺血性心脏病；脑血管障碍；末梢动脉病变。

②微血管病变。糖尿病性视网膜病变；糖尿病性肾病；糖尿病性神经病变；白内障；血浆蛋白异常；血液学异常。白细胞异常包括白细胞的化学性、游走能力降低，吞噬能力、噬菌能力降低，细胞性免疫能力降低；红细胞异常包括红细胞凝集能力增大，变形能力降低，氧合血红蛋白离解曲线降低在 P50 以下；血小板异常包括血小板黏附、聚集力增加，血小板前列腺素 E2 类物质增加；全血异常包括血浆、全血的黏度亢进，纤维蛋白原增加，纤溶能力降低，

血液凝固亢进。

（3）按不同脏器的合并症分类。

何谓酮症和糖尿病酮症酸中毒

当1型糖尿病患者胰岛素治疗中断或剂量不足，或者2型糖尿病患者遭受各种应激时，糖尿病代谢紊乱加重，脂肪分解加快，酮体生成增多超过利用而积聚时，血中酮体堆积，称为酮血症，其临床表现称为酮症。当酮体积聚而发生代谢性酸中毒时称为糖尿病酮症酸中毒。此时除血糖增高、尿酮体强阳性外，血pH值下降，血二氧化碳结合力小于13.5mmol/L。如病情严重时可发生昏迷，称糖尿病酮症酸中毒昏迷。

糖尿病酮症酸中毒是糖尿病的严重并发症，在胰岛素应用之前是糖尿病的主要死亡原因。胰岛素问世后其病死率大大降低，目前仅占糖尿病患者病死率的1%。

何谓高渗性非酮症性糖尿病昏迷

高渗性非酮症性糖尿病昏迷，又称糖尿病高渗性昏迷，是糖尿

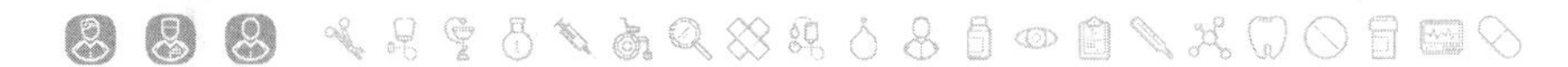

病急性合并症之一。特点是血糖极高，没有明显的酮症酸中毒。因高血糖引起高渗脱水和进行性意识障碍的临床综合征。多见于中老年 2 型糖尿病患者，约 2/3 的患者发病前无糖尿病史或不知道自己有糖尿病。本病死亡率极高，国外早期报告死亡率高达 40% ~ 70%，近年由于提高了对本症的警惕和认识，死亡率已显著下降。

何谓乳酸性酸中毒

乳酸是糖酵解的中间代谢产物。正常情况下，乳酸约 50% ~ 60% 在肝脏内转化为糖原储存，约 30% ~ 35% 被肾利用。当血乳酸增高大于 2mmol/L，血 pH 小于 7.35 时，又无其他酸中毒原因，可诊断为乳酸性酸中毒。本症死亡率很高（50% 以上），是糖尿病急性并发症之一。常见原因可分两大类。

（1）由于缺氧及休克状态引起者

①休克。由于心肌梗死、心力衰竭、严重创伤、出血感染等引起的心源性、感染性、失血失水性休克。

②缺氧窒息。一氧化碳中毒、肺栓塞和梗死。

③急性胰腺炎伴休克。

（2）无缺氧及休克状态下引起者

①药物。双胍类降糖药，尤其是盐酸苯乙双胍引起者多见且严重。另外：乙醇、甲醇、木糖醇、山梨醇、果糖、扑热息痛、水杨酸盐、链脲菌素、儿茶酚胺类、氰化物类、异烟肼、乙烯乙二醇均可引起。

②系统性疾病。糖尿病酮症酸中毒可伴发本症，肝病、肾衰尿毒症、恶性肿瘤、白血病、严重感染伴败血症、惊厥、贫血、饥饿均可引起本症。

③遗传性疾病。葡萄糖-6-磷酸脱氢酶缺乏、果糖1，6-二磷酸酶缺乏、丙酮酸羧化酶缺乏、丙酮酸脱氢酶缺乏、氧化磷酸化缺陷也可引起本症。

采取措施如下：凡有肝肾功能不全者，最好不用双胍类降糖药，糖尿病性心脏病时易发生心衰，肾循环障碍也可影响双胍类药物排泄，故宜慎用；避免使用乙醇、甲醇、木糖醇、水杨酸盐、异烟肼等药物，慎用盐酸普萘洛尔等药物；尽量不用果糖、山梨醇而采用葡萄糖，以免发生本症；凡有休克、缺氧、肝肾衰竭状态酸中毒者，应以纠正缺氧、缺血、纠正休克为基本措施，避免本症的发生。

引起糖尿病昏迷的常见病症有哪些

引起糖尿病昏迷的常见病症有：糖尿病酮症酸中毒、低血糖症、

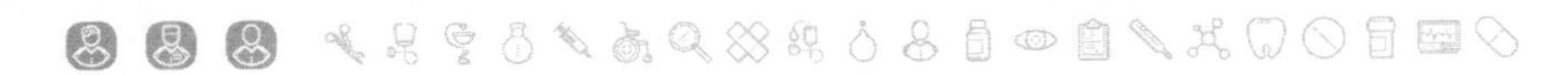

乳酸性酸中毒、糖尿病高渗性昏迷及糖尿病合并急性脑血管病。糖尿病患者常有动脉粥样硬化，可发生脑血管意外，须详查神经系统体征、血糖、血酮及血酸度以资鉴别。但糖尿病急性脑血管病可诱发或伴酮症酸中毒或高渗性昏迷，尤其是高渗昏迷伴有脑血管意外时鉴别比较困难。

何谓糖尿病肾病

糖尿病患者常见的肾脏损害包括：糖尿病性肾小球硬化症、肾动脉粥样硬化症、肾小动脉硬化症、肾盂肾炎、坏死性乳头炎、造影剂性肾病、膀胱收缩不良、泌尿系感染等。其中糖尿病性肾小球硬化症（即临床所称的糖尿病肾病），是与糖代谢异常有关的糖尿病特有的肾脏并发症。

糖尿病肾病与糖尿病性心脏病、糖尿病性脑血管病是糖尿病死亡的三大主因。

糖尿病性白内障的特点及其发病机制是什么

典型的糖尿病性白内障多发生在30岁以前的糖尿病患者，以1型糖尿病为多。其特点是在包囊下有雪片状或羊毛状混浊。另外2型糖尿病多伴有老年性白内障，是晶体核的硬化，糖尿病患者比非糖尿病患者发生较早。

典型的糖尿病性白内障的发病机制多以多元醇渗透学说解释。因当血糖值升高时，房水中的糖浓度也上升，六碳糖和五碳糖均易通过细胞膜，于是晶状体中的糖浓度升高，醛糖还原酶激活山梨醇通道，使山梨醇在晶状体内蓄积，晶状体中渗透压上升，晶体吸收水分而膨胀，随之发生混浊，此即糖尿病性白内障发生的渗透性水浸润学说。

糖尿病为何易并发感染

糖尿病易并发感染的机制尚未阐明，可能与下列因素有关。

（1）机体防御机制减弱

（2）糖尿病的并发症

①神经源性膀胱致大量尿潴留，经常导尿易并发泌尿系感染。

②周围神经病变，感觉障碍，皮肤易受损伤且不易早期发现而易造成感染。

③由于糖尿病血管病变使周围组织血流减少、缺氧，有利于厌氧菌的生长，也改变了白细胞依赖氧的杀菌作用。

（3）高血糖有利于某些细菌生长

（4）糖尿病时糖、蛋白质、脂肪代谢紊乱

血糖控制不稳定，使机体抵抗力减弱，加之营养不良及脱水使患者更易感染。

第2章

发病信号

疾病总会露马脚，练就慧眼早明了

糖尿病的临床症状

（1）多尿。糖尿病患者因血糖过高，肾小球滤液中的葡萄糖又不能完全被肾小管重吸收，以致形成渗透性利尿。故糖尿病患者尿量增加，每日可达 3000 ~ 6000ml，甚至 10000ml 以上。排尿次数也增加，每日排尿十余次或数十次。一般血糖越高，尿量也越多，从尿中排出的糖也越多。

（2）多饮。由于多尿，使体内丢失大量水分，引起口渴，故出现多饮，糖尿病患者喝水很多，饮不解渴。

（3）多食。由于尿中失去大量葡萄糖，需从体外补充，加上体内葡萄糖利用障碍，引起饥饿反应，故出现多食，多食又致高血糖，高血糖又致多尿、尿糖增加，如此形成恶性循环。

（4）消瘦。由于体内胰岛素不足，葡萄糖不能充分利用，使脂肪和蛋白质分解加速，结果体内碳水化合物、蛋白质及脂肪均大量消耗，使体重减轻或出现形体消瘦。

（5）疲乏。主要为肌无力，与代谢紊乱、葡萄糖利用减少及分解代谢增加有关。

（6）其他。糖尿病急慢性并发症的表现。

糖尿病初期为何有低血糖反应

有些2型糖尿病患者在糖尿病诊断之前或糖尿病初期有反应性低血糖表现，疲乏无力，出汗，颤抖，饥饿难忍，多发生在早餐后或午餐后。少数患者出现严重低血糖。这主要是由于这些患者的胰岛B细胞虽有缺陷，但尚有一定分泌能力，在进餐之后胰岛素分泌的早期快速相基本上不出现，胰岛素分泌推迟，分泌高峰后移，分泌总量仍接近正常，因而出现反应性低血糖。糖尿病继续发展，胰岛B细胞缺陷加重，胰岛素分泌量逐渐减少，同时存在胰岛素抵抗，则不再出现反应性低血糖。

不同类型的糖尿病发病方式有什么不同

1型糖尿病多见于儿童及青少年发病，一般发病较急，发病时病情重，常以酮症酸中毒为首发症状。而2型糖尿病多在成年发病，发病缓慢，患者在数月或数年内渐发生口渴、多饮、多尿、多食及体重减轻等症状，约60% ~ 80%有肥胖史。有的患者是在健康检查或因其他疾病偶然发现，有的患者首先发现并发症如化脓性皮肤感染、尿路感染、妇女外阴瘙痒、胆囊炎、结核病，甚而因酮症酸中毒或高渗昏迷入院；育龄妇女可有多次早产、死胎、胎儿畸形、巨婴、羊水过多、先兆子痫等病史发现本病；也有的患者首先发现糖尿病性视网膜病变、白内障、动脉硬化、冠心病、脑溢血或血栓、肾脏病变、神经病变等，然后追溯及本病。

有多饮、多尿的症状就一定是糖尿病吗

典型的糖尿病患者有多饮、多尿的症状，但有的人喝得多或尿得多，血糖正常，并不是糖尿病。如尿崩症是由下丘脑或垂体后叶病变所引起，临床可出现烦渴多饮，多尿，甚则严重脱水，但血糖正常，尿糖阴性。再如精神性多饮或精神性多尿症，也表现为烦渴、多饮、多尿，但血糖正常，尿糖阴性，此种患者往往有精神异常或有精神刺激史，常伴有神经衰弱等一系列症状。另外，在生理情况下，天气寒冷时尿量也增加，气候炎热、多汗时喝水会增加。因此诊断糖尿病不能仅凭临床症状，更重要的是要化验血糖以明确诊断。

糖尿病酮症酸中毒的临床表现

糖尿病酮症酸中毒早期有疲乏软弱，四肢无力，极度口渴，多饮多尿，出现酮体时可有食欲不振，恶心呕吐，时有腹痛尤以小儿

多见，有时被误诊为胃肠炎、急腹症。年长有冠心病者可伴发心绞痛，甚而发生心肌梗死、心律失常、心力衰竭或心源性休克而猝死。当 $pH < 7.2$ 时呼吸深大，中枢神经受抑制而出现倦怠、嗜睡、头痛、全身痛、意识渐模糊，终至木僵昏迷。体征：由于失水可见皮肤黏膜干燥、舌唇樱桃红色而干，呼吸深大，有烂苹果味（丙酮味），严重者血压下降、四肢厥冷，当神经系统受累时有肌张力下降、反射迟钝，甚而消失，终至昏迷。体温常因各种感染而升高，但有时呈低温，可能由于酸中毒时周围血管扩张所致。在以上临床表现中尤以“三多”加重、食欲不振、恶心呕吐最为主要，当出现以上症状时应查血糖、尿糖及尿酮体，必要时查二氧化碳结合力，以便及时诊断、及时治疗。

糖尿病高渗性昏迷的临床表现

本症临床表现可分为以下两个阶段或时期。

（1）前驱期。本症起病较慢，在出现神经症状和进入昏迷前，主要表现为糖尿病症状如口渴、多尿和倦怠乏力等加重，以及反应迟钝、表情淡漠等。这主要是由于渗透性利尿失水所致。前驱期可持续数日至数周。若在前驱期发现并及时处理，将大大降低其死亡率，但由于前驱期症状不明显或被其他合并症症状所掩盖，常常被患者及医生所忽略，极易被漏诊或误诊。

（2）典型症状期。主要表现为脱水和神经系统两组症状和体征。由于失水则见体重明显下降、皮肤黏膜干燥、唇舌干裂、眼窝凹陷、血压下降、心跳加快，甚则休克。神经系统症群与酮症酸中毒不同，除感觉神经受抑制而神志淡漠、迟钝甚而木僵外，运动神经受累较多，常见者有卒中、不同程度的偏瘫，全身性或局灶性运动神经发作性表现，包括失语、偏瘫、眼球震颤和斜视，以及局灶性或全身性癫痫发作等，反射常亢进或消失。呼吸可因高热而加速，但无酮症酸中毒典型的酸中毒深大呼吸。若患者出现中枢性过度换气现象时，则应考虑是否合并败血症和脑血管意外。

何谓糖尿病性大血管病变

糖尿病性大血管病变是指主动脉、冠状动脉、脑基底动脉、肾动脉及周围动脉等动脉粥样硬化。其特点是内皮破损，中层（平滑肌）细胞增殖而增厚，脂类（胆固醇酯、磷脂、甘油三酯等）沉积成斑块和弹力层的碎裂。这些大血管病变在非糖尿病患者中也可发生。但与非糖尿病患者相比，糖尿病患者动脉硬化发病较早、发展较快、

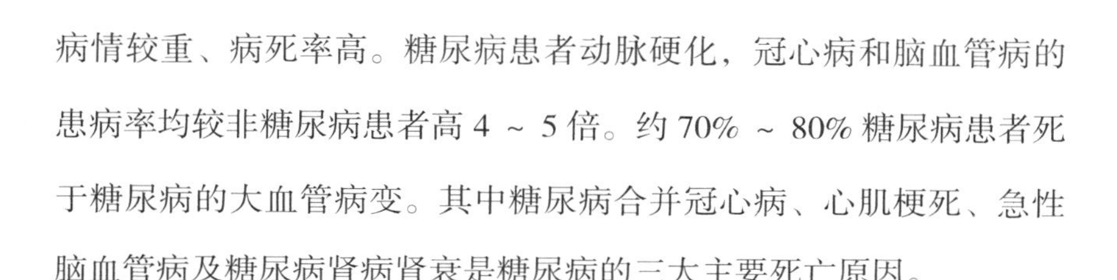

病情较重、病死率高。糖尿病患者动脉硬化，冠心病和脑血管病的患病率均较非糖尿病患者高 4 ～ 5 倍。约 70% ～ 80% 糖尿病患者死于糖尿病的大血管病变。其中糖尿病合并冠心病、心肌梗死、急性脑血管病及糖尿病肾病肾衰是糖尿病的三大主要死亡原因。

糖尿病患者为何易患动脉硬化

糖尿病患者易患动脉粥样硬化的机制尚未完全阐明，但从糖尿病和动脉硬化的病因和发病机制方面共同探讨，可能与下列因素有关，包括遗传、代谢紊乱（高血脂、高血糖、高糖蛋白等）、内分泌失调（高或低胰岛素血症等）、高血压及血管病变（内皮细胞损伤、平滑肌增生、脂肪沉积、纤维化及钙盐沉着等）、血液成分异常（血小板聚集、黏附性增高、血黏度增高、凝血机制异常、血流瘀滞、血栓形成等）和其他因素（微血管病变、吸烟、肥胖等）。

何谓糖尿病微血管病变

微血管一般指微小动脉和微小静脉之间的毛细血管及微血管网。糖尿病微血管病变主要表现在视网膜、肾、心肌、神经组织及皮肤

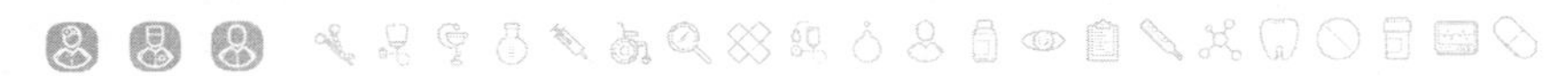

等，临床上常以糖尿病视网膜病变和肾脏病变为反映糖尿病微血管病变的主要场所。糖尿病微血管病变的特点是：毛细血管基底膜增厚、微血管内皮细胞增生。由此使微血管形态发生扭曲、畸形、打结，加上细菌、内毒素等对微血管的直接损伤，所以有微血管瘤形成。与此同时，微血管壁粗糙、管道狭窄、弹性减弱、血管扩张，再加上其他代谢异常所致的血黏度升高、血流瘀滞、血细胞发生聚集，微血管周围可出现明显渗出、出血或微血管壁脆性提高，所有这些都是糖尿病微血管病变的组成部分。

糖尿病微血管病变是糖尿病慢性病变的病理基础，也是糖尿病预后的决定性因素。至今其发病机制尚未完全阐明，但微血管病变形成的程序大致为：微循环功能性改变，内皮损伤，基膜增厚，血黏度增高，红细胞聚集，血小板黏附和聚集，最后是微血栓形成和（或）微血管闭塞。

糖尿病微血管病变是怎么引起的

西医学对糖尿病微血管病变的确切发病机制尚未完全阐明，但已有下列重要假说。

（1）血流动力学异常。血流动力学改变是微血管病变重要的始

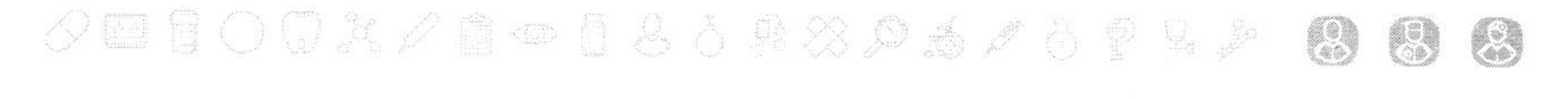

动因素。高血糖引起的肾脏灌注、高滤过是发生糖尿病微血管并发症糖尿病肾病的重要机制，高血糖可通过抑制管－球反馈，促发血管扩张物质前列腺素、心房钠尿肽的释放及一氧化氮（NO）分泌增加，使肾小球入球小动脉扩张，肾小球内压力升高，引起肾小球高滤过。

（2）蛋白非酶糖基化学说。认为在高血糖环境下，各种组织蛋白均可发生非酶糖基化反应，糖基化早期葡萄糖与蛋白质进行化学结合，形成可逆的早期糖基化产物，进而发生重排、交联、最终形成糖化终产物（AGE），AGE 一旦生成，可终生沉积于血管壁的长寿蛋白质上，结果造成微血管通透性增加，基底膜增厚、血流瘀滞，甚则微血管闭塞而发生糖尿病微血管病变。

（3）多元醇通道活性增加学说。多元醇通道活性是由一系列酶系统构成的，最主要的是醛糖还原酶，高血糖时多元醇通道活性增加，醛糖还原酶活性增加，在醛糖还原酶催化下葡萄糖转变为山梨醇过程增加，大量山梨醇在组织细胞内积聚，而成为糖尿病慢性并发症的主要机制之一。

（4）组织自身氧化和糖基化学说。认为糖尿病患者体内存在广泛的蛋白质非酶糖基化和氧化修饰反应，且二者互相促进，其结果是脂质氧化、超氧自由基及非酶糖基化共同对组织造成损伤，而致微血管通透性增加及微血管基底膜增厚等病理改变。

（5）其他可能因素。血管紧张素Ⅱ（ATⅡ）及细胞生长因子的参与；高血脂；微循环障碍。

糖尿病性心脏病有什么特点

（1）无痛性心肌梗死。据统计糖尿病患者发生心肌梗死较非糖尿病患者增多，约42%的心肌梗死是无痛性，患者仅有恶心、呕吐、心力衰竭，或心律不齐，或心源性休克。糖尿病发生心肌梗死死亡率高，且缓解后复发率较高。

（2）猝死。糖尿病性心脏病者偶因各种应激、感染、手术麻醉等可致猝死。临床上呈严重心律失常或心源性休克，起病突然，有的患者仅感短暂胸闷心悸，迅速发展至严重休克或昏迷状态。

（3）休息时心动过速。这种心率增快，不易受条件反射影响。凡休息状态下心率每分钟大于90次者应疑及自主神经功能紊乱。休息时心动过速是由于糖尿病早期迷走神经受累，以致交感神经处于相对兴奋状态所致。

（4）体位性低血压。当患者从卧位起立时如收缩压下降大于4.0kPa（30mmHg），舒张压下降大于2.7kPa（20mmHg）时称为体位性低血压或直立性低血压。当出现体位性低血压时，患者常感头晕、软弱、心悸、

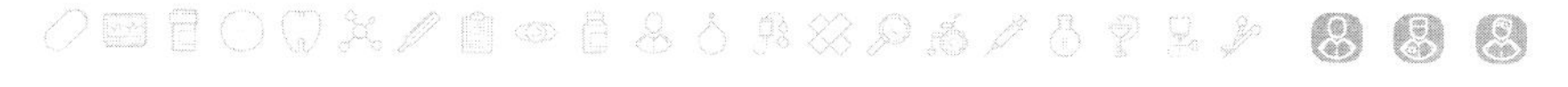

大汗、视力障碍，甚至昏倒，体位性低血压是糖尿病神经病变中晚期表现，其发生机制可能由于血压调节反射弧中传出神经损害所致。

糖尿病肾病的临床表现

（1）蛋白尿。早期糖尿病肾病无临床蛋白尿，只有用放射免疫方法才能检测出微量蛋白尿。临床糖尿病肾病早期唯一的表现为蛋白尿，蛋白尿从间歇性逐渐发展为持续性。

（2）水肿。临床糖尿病肾病早期一般没有水肿，少数患者在血浆蛋白降低前，可有轻度浮肿。若大量蛋白尿，血浆蛋白低下，浮肿加重，多为疾病进展至晚期表现。

（3）高血压。在 1 型无肾病的糖尿病患者中高血压患病率较正常人并不增加，2 型糖尿病患者伴高血压较多，但若出现蛋白尿时高血压比例也升高，在有肾病综合征时患者伴有高血压，此高血压大多为中度，少数为重度。

（4）肾功能衰竭。糖尿病肾病进展快慢有很大的差异。有的患者轻度蛋白尿可持续多年，但肾功能正常，有的患者尿蛋白很少，可快速发展出现肾病综合征，肾功能逐渐恶化，最终出现尿毒症。

（5）贫血。有明显氮质血症的患者，可有轻度的贫血。

（6）其他脏器并发症表现。心血管病变如心力衰竭、心肌梗死及神经病变如周围神经病变。累及植物神经时可出现神经源性膀胱。糖尿病肾病严重时几乎 100% 合并视网膜病变，但有严重视网膜病变者不一定有明显的肾脏病变。当糖尿病肾病进展时，视网膜病变常加速恶化。

糖尿病视网膜病变眼底的改变

（1）视网膜微血管瘤。这是糖尿病性视网膜病变的早期改变，眼底镜下可见境界清楚，红或暗红的圆形斑点，大小不一，分布于黄斑区。较重者可散布于眼底任何象限。荧光造影时显荧光小点，以上与深层点状出血鉴别。

（2）视网膜出血斑。可与视网膜血管瘤同时，或前或后发生，多位于视网膜血管下，呈圆点状暗红斑。病重时可有浅层条状或火焰状出血斑。

（3）硬性渗出斑。为边界清楚的白色、黄白色的斑点，大小类似于微血管瘤或小的点状出血，是水肿后神经组织分解产生的脂质堆积。

（4）棉絮状白斑。也称软性渗出，是由于视网膜神经纤维层的局限性、缺血性坏死，神经纤维肿胀，断裂成无结构的细胞小体，

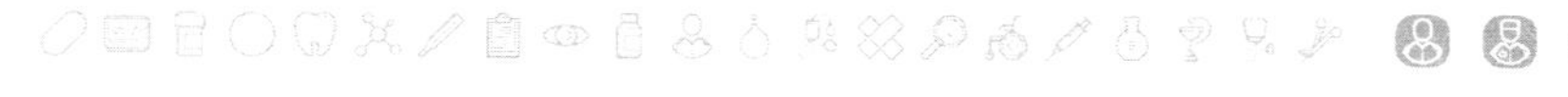

逐渐被胶质组织所代替，形成棉絮状白斑，呈灰白色或乳脂色。

（5）视网膜静脉改变。早期视网膜静脉扩张、充盈，晚期静脉粗细不一，可出现串珠状、棱形、球形等不规则扩张。

（6）视网膜动脉改变。部分晚期患者可见动脉小分支呈白线状，且白线很细、色淡，常被周围新生血管所掩盖，这种末梢小动脉的改变，可能是糖尿病特异性的动脉改变。

（7）新生血管、纤维增殖和视网膜脱离。多发生在晚期患者，新生血管是由于视网膜动脉所造成大面积组织急性缺氧刺激而产生。新生血管形成是从视网膜内血管的内皮增殖芽开始，通过内界膜伸展到视网膜内表面，并在玻璃体和视网膜之间的潜在间隙内生长，伴有纤维组织增生。纤维血管丛或视网膜静脉随着玻璃体收缩可被撕裂，突然发生视网膜前出血。当视网膜有出血和玻璃体出血量多或反复发生时，常不能全部吸收而产生机化膜，附着于视网膜面，此类机化物收缩可形成视网膜脱离而致失明。

糖尿病周围神经病变的临床表现

临床上糖尿病周围神经病变，最常累及的有股神经、坐骨神经、正中神经、桡神经、尺神经、腓肠神经及股外侧皮神经等。早期症

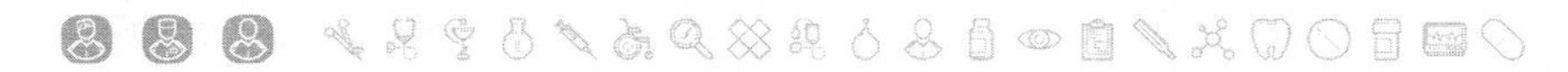

状以感觉障碍为主，但电生理检查往往呈运动神经及感觉神经均有累及。临床呈对称性疼痛和感觉异常，下肢症状较上肢多见。感觉异常有麻木、蚁走、虫爬、发热、触电样感觉，往往从远端脚趾上行可达膝上，患者有穿袜子与戴手套样感觉。感觉障碍严重的病例可出现下肢关节病及溃疡。痛呈刺痛、灼痛、钻凿痛，似乎在骨髓深部作痛，有时剧疼如截肢痛，呈昼轻夜重。有时有触觉过敏，甚则不忍棉被之压，须把被子支撑起来。当运动神经累及时，肌力常有不同程度的减退，晚期有营养不良性肌萎缩。周围神经病变可双侧，可单侧，可对称，可不对称，但以双侧对称性者多见。

周围神经病变在体征方面有：跟腱反射、膝腱反射减弱或消失；震动觉减弱或消失；位置觉减弱或消失，尤以深感觉减退为明显。

糖尿病自主神经病变在心血管系有什么表现

（1）早期休息时心动过速，心率每分钟 90 ~ 100 次，有的达每分钟 130 次。此种心率增快较固定，且不受或少受呼吸、体位等自主神经调节。

（2）体位性低血压，当患者从卧位起立时，收缩压下降大于4.0kPa

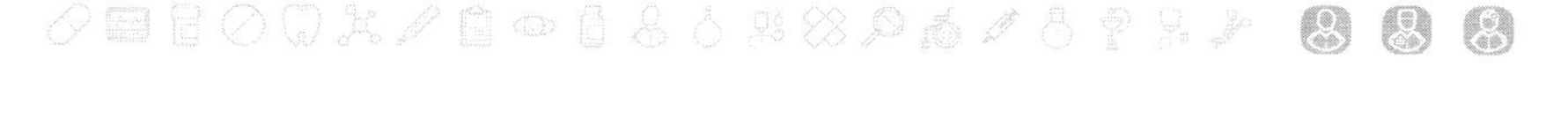

（30mmHg）和（或）舒张压大于2.7kPa（20mmHg），为糖尿病自主神经病变中晚期表现，此时患者常感头晕、软弱、视力障碍，或易昏倒，甚则发生休克。体位性低血压有时与其他植物神经病变并存，如下肢无汗，上身大汗淋漓，下肢寒冷，上肢多汗，患者常既恶寒又怕热。

（3）无痛性心肌梗死，是心血管系植物神经病变最为严重症候群，由于植物神经损害，即使严重的心肌缺血而无心绞痛发作，约40%的糖尿病心脏病出现无疼痛性心肌梗死，可导致严重心律紊乱、心力衰竭、心源性休克，甚则猝死。

自主神经病变在胃肠系有何表现

目前有关胃肠植物神经病变的研究较少，其主要表现有以下几个方面。

（1）食道呈低张状态，原发性蠕动减弱或消失，排空延迟，收缩力减退，一般无症状，严重时偶有吞咽困难。

（2）胃张力低下，胃扩张及胃蠕动减弱，多数人无症状，少数患者因胃张力减低，胃内容物排空迟缓，以致胃扩张，出现上腹不适，食欲减退，食后腹胀，甚则恶心呕吐。

（3）胆囊张力低下，收缩力较低。

（4）便秘与腹泻，由于慢性失水，糖尿病患者大多有便秘，但也有少数患者发生腹泻，每日数次至20余次，大便水样，无脓血，培养等检查无感染的证据。此种腹泻尤以餐后、黎明前或半夜为多，严重者可呈大便失禁。患者极度消瘦，似恶病质。

糖尿病常见的颅神经病变

据报道12对颅神经中除嗅、舌下神经外，其余10对神经均可受损，其中最常累及者为视神经、动眼神经及外展神经，一般为双侧对称性，也有单侧性，表现为视力障碍、复视等症状。眼底检查呈乳头炎或视神经乳头萎缩。当第Ⅲ（动眼）神经累及时常影响交感神经而瞳孔调节失常，有痉挛性散瞳与对光反射消失，甚而发生阿罗瞳孔，上眼睑常下垂，眼球外斜。

糖尿病肢端坏疽的临床特点及类型

糖尿病肢端坏疽大多发生于中老年人；男多于女，男女之比为3 ∶ 2；糖尿病病程平均约10年，坏疽部位下肢多见，占92.5%，上肢少见，约占7.5%；单侧发病约占80%，双侧同时发病约占20%；足趾和足底同时坏疽的多见，占77.5%；足趾和小腿同时坏疽占5%，仅小腿坏疽占5%；足趾或手指发病占12.5%。

临床类型有干性坏疽、湿性坏疽和混合型坏疽三种。

什么是糖尿病足

糖尿病患者因神经病变，使足部失去感觉，并出现畸形，因血管病变，使足部缺血，局部组织失去活力，因此容易发生严重的损伤、溃疡、坏疽及感染，最后有的需要截肢。这些足部的病理变化，统称为糖尿病足。简而言之，糖尿病足是因神经病变失去感觉，和因缺血组织失去活力且合并感染的足。

糖尿病易并发哪些感染

（1）呼吸系统感染。其中最多见的是肺炎，其次为肺结核。

（2）泌尿系统感染。如尿路感染、肾盂肾炎、坏死性肾乳头炎。

（3）皮肤感染。疖、痈、毛囊炎、汗腺炎、头部乳头状皮炎、蜂窝织炎、下肢溃疡及真菌感染引起的手足癣、股癣、指甲癣及会阴部瘙痒等。

（4）口腔系统。牙周炎、口腔念珠菌感染等。

（5）败血症。

（6）术后感染。

（7）肝胆系统。急性肝炎、慢性肝炎、胆囊炎和胆道感染。

（8）其他。毛霉菌病、恶性外耳道炎、气肿性胆囊炎和坏死性蜂窝织炎。

糖尿病的皮肤损害

糖尿病的皮肤损害可分为原发性糖尿病皮肤损害、继发性糖尿病皮肤损害和特发性糖尿病皮肤损害三组症群。

（1）原发性糖尿病皮肤损害

①糖代谢紊乱所致的透明细胞汗管瘤。

②脂肪代谢紊乱所致的糖尿病性黄色瘤和其他黄色瘤。

③结缔组织代谢障碍所致的糖尿病性浮肿性硬化病、淀粉样变性苔癣、黏液水肿性苔癣。

④血管病变所致的糖尿病性坏疽，糖尿病性类脂性渐进性坏死、泛发性丘疹性环状肉芽肿、胫骨前部色素斑、糖尿病性水泡、糖尿

病性颜面潮红。

⑤末梢神经障碍所致的糖尿病性无汗症。

⑥皮肤感染。皮肤真菌感染的阴道炎、口角炎、甲癣；皮肤化脓感染的疖、痈、毛囊炎、汗腺炎、带状疱疹。

⑦反应性皮肤病。湿疹、皮肤炎症、皮肤瘙痒症。

（2）继发性糖尿病皮肤损害

①胰腺病变的青铜色糖尿病、胰高血糖素瘤。

②肝脏病变引起的迟发性皮肤卟啉紫质症。

③脑垂体病变引起的肢端肥大症、库欣综合征。

④肾上腺皮质病变引起的库欣综合征。

⑤药物引起的类固醇性糖尿病。

（3）特发性糖尿病皮肤损害

指糖尿病和特征性皮肤表现，是原因不明系统性疾患的一部分，如良性黑棘皮症、沃奈综合征、类脂质蛋白沉积病、硬皮病、出血性多发性特发性肉瘤（卡波西肉瘤）、肥胖多毛额骨肥厚综合征等。

（4）治疗糖尿病药物引起的皮肤损害

如注射胰岛素引起的皮下脂肪萎缩、磺脲类降血糖药引起的荨麻疹或泛发性轻度红斑等。

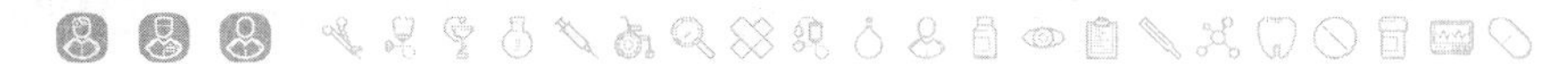

糖尿病妊娠时常见并发症

（1）对胎儿的影响。巨大儿发生率增高，占妊娠期糖尿病25%左右；死产发生率高，约占5%～10%；新生儿死亡率高，至今仍有4%～10%，其中最常见的死亡原因是新生儿呼吸窘迫症，糖尿病孕妇新生儿呼吸窘迫症发生率较非糖尿病孕妇新生儿高5～6倍；新生儿低血糖症（血糖≤1.7mmol/L）；高胆红素血症（早产儿＞0.18mmol/L，足月生产儿＞0.17mmol/L）；低钙血症（血钙＜1.75mmol/L）；胎儿畸形发生率比正常人高2～3倍；早产发生率较高。

（2）对母体的影响。妊娠中毒症患病率高；羊水过多约占25%；孕期糖尿病易致低血糖症及酮症酸中毒；妊娠期尿路感染发生率高；糖尿病微血管病变如视网膜及肾脏病变都会因妊娠而加重。

早期诊断，及时治疗糖尿病，若能将母体血糖长期控制在正常范围，完全可以避免以上并发症。

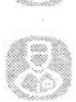

第3章

诊断须知

确诊病症下对药，必要检查不可少

用于糖尿病诊断的实验室检查项目

（1）尿糖测定。正常人每日尿中排出的葡萄糖不超过 100mg，一般常规的尿糖定性测不出。若每日尿中排出糖超过 100mg，则称为糖尿。

（2）血糖测定。目前多采用葡萄糖氧化酶法，也可采用邻甲苯胺法。正常空腹血糖为 3.9 ~ 6.1mmol/L，若两次重复测定空腹血糖≥ 7.8mmol/L 可诊断为糖尿病。

（3）葡萄糖耐量试验。葡萄糖耐量试验包括：口服葡萄糖耐量试验（OGTT）；静脉葡萄糖耐量试验（IGTT）；可的松葡萄糖耐量试验。

（4）胰岛素测定。测定标准：空腹时正常值为 5 ~ 15mU/L，1 型则低于正常的下限或测不出，2 型在正常范围或高于正常人。胰岛素释放试验：1 型无高峰出现，呈低平曲线；2 型高峰较正常值低，或高峰延迟。

（5）C 肽测定。空腹血中正常值为（1.0 ± 0.23）μg/L，1 型减少或测不出，2 型可在正常范围或偏低。C 肽释放试验同胰岛素释放试验曲线。

尿糖阳性就一定是糖尿病吗

尿糖阳性不一定都是糖尿病，因为下列情况也可出现尿糖，但不是糖尿病。

（1）妊娠期糖尿。孕妇往往由于细胞外液容量增加而抑制肾脏近曲小管重吸收葡萄糖的功能，致使肾糖阈下降而易出现糖尿。怀孕后期或哺乳期由于乳腺产生过多乳糖，且随尿排出产生乳糖尿，应与葡萄糖鉴别。

（2）滋养性糖尿。少数正常人在摄取大量碳水化合物后，由于小肠吸收糖过快而负荷过重，可出现暂时性糖尿。

（3）肾性糖尿及假性糖尿。

（4）其他糖尿。在胃切除或甲状腺功能亢进症中糖在肠内吸收加速，食后血糖迅速升高又很快降低，可呈现暂时性糖尿及低血糖症状；肝功能不全时，果糖和半乳糖利用失常，血中浓度过高，有时会出现果糖尿或半乳糖尿。另外，进食过多的半乳糖、甘露糖、果糖、乳糖以及一些戊糖，或体内代谢失常时可出现相应的糖尿。

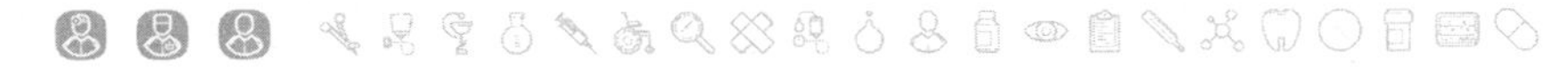

何谓葡萄糖耐量

正常人在进食米、面主食或服葡萄糖后，几乎全被肠道吸收，使血糖升高，刺激胰岛素分泌、肝糖原合成增加，分解受抑制，肝糖输出减少，体内组织对葡萄糖利用增加，因此饭后最高血糖不超过 10.0mmol/L，且进食或多或少血糖都保持在一个比较稳定的范围内。这说明正常人对葡萄糖有很强的耐受能力，即葡萄糖耐量正常。但若胰岛素分泌不足的人，口服 75g 葡萄糖后 2 小时血糖可超过 7.8mmol/L，可等于或大于 11.1mmol/L，说明此人对葡萄糖耐量已降低。

口服葡萄糖耐量试验的方法及正常值

（1）进行口服葡萄糖耐量试验（OGTT）之前每天碳水化合物摄入量不少于 150g，有正常的体力活动至少 3 天。

（2）试验前过夜空腹 10 ～ 16 小时，可以饮水。

（3）试验过程中禁止吸烟。

（4）取得空腹血标本后，饮用含 75g 葡萄糖的水 300mL，5 分钟内饮完。

（5）分别于服糖后 0.5、1.5、2 小时抽取血标本。

（6）若血糖测定不能立即进行，血标本应放在含有氟化钠的试管中，每毫升全血可用氟化钠6mg。离心分离血浆，血浆可冰冻待测。

（7）正常的血糖水平。空腹不超过6.4mmol/L，服75g葡萄糖后0.5、1.5小时都不超过11.1mmol/L，2小时后不超过7.8mmol/L。

（8）葡萄糖耐量减低。应具备以下三条：即空腹血糖＜7.8mmol/L；OGTT中，服糖2小时后血糖＞7.8mmol/L，低于11.1mmol/L；OGTT中，服糖后0.5、1、1.5小时三点中至少有一点血糖≥11.1mmol/L。

（9）空腹血糖＞7.8mmol/L，临床已诊断糖尿病，则不再做OGTT。

胰岛素释放试验有什么临床意义

口服75g葡萄糖后做糖耐量试验，同时每次取血查胰岛素水平，即胰岛素释放试验。胰岛素释放试验有助于糖尿病的诊断、分型与治疗。1型糖尿病患者的空腹胰岛素水平很低或测不出，表明胰岛B细胞破坏严重，胰岛功能衰竭，需用胰岛素治疗。2型糖尿病患者空腹胰岛素水平可正常或稍高，刺激后能分泌胰岛素，超体重或肥胖者，空腹胰岛素水平比正常体重者高，葡萄糖刺激后，胰岛素分泌水平可增加5～10倍，此型糖尿病可单独使用饮食治疗，或配合运动及口服降血糖药物治疗，常能较满意地控制病情。

C肽测定有什么临床意义

胰岛素前体物质胰岛素原，经酶切后转变为胰岛素与C肽。因为胰岛素原转变成胰岛素时，C肽与胰岛素以等分子数共存于分泌颗粒并同时释放至毛细血管循环中，且C肽不被肝脏破坏，半寿期较胰岛素明显为长，故测定血循环中C肽水平更能反映B细胞合成与释放胰岛素功能，C肽测定临床意义有以下几个方面。

（1）测定C肽浓度，有助于糖尿病的临床分型，有助于了解患者胰岛功能。

（2）因为C肽不受胰岛抗体干扰，对接受胰岛素治疗的患者，可直接测定C肽浓度，以判断患者胰岛功能。

（3）可鉴别低血糖原因。若C肽超过正常，可认为是胰岛素分泌过多所致；如C肽值低于正常，则为其他原因所致。

（4）C肽测定有助于胰岛细胞瘤的诊断及判断胰岛素瘤手术效果，胰岛素瘤血中C肽水平偏高，若手术后血中C肽水平仍高，说明有残留的瘤组织，若随访中C肽水平不断上升，提示肿瘤有复发或转移的可能。

什么是糖基化血红蛋白

糖基化血红蛋白（GHb）反映 4 ~ 8 周前体内血糖的平均水平，并可能是造成糖尿病慢性并发症的一个重要原因。

GHb 中以 HbA1c 的含量最多，对其结构特点研究亦较清楚，故 GHb 常以 HbA1c 为代表。GHb 的测定方法有层析法（柱层析和高压液相层析）、比色法、等电聚焦电泳法和放射免疫法等，目前以阳离子交换树脂的简易柱层析法应用较广泛。

测定糖基化血红蛋白的临床意义

糖基化血红蛋白可作为糖尿病患者长期血糖控制的指标。糖基化血红蛋白的测定目的在于消除波动的血糖对病情控制观察的影响，因而对血糖波动较大的 1 型糖尿病患者是一个很有价值的血糖控制指标。对于 2 型糖尿病也可作为长期血糖的控制指标。若糖基化血红蛋白＜ 6% 表示血糖控制理想，若＞ 10% 时，说明患者存在着持续性高血糖。

有助于对糖尿病慢性并发症的认识。目前对 GHb 的研究已远远超出在监测糖尿病患者血糖控制上的应用，最近发现血清蛋白、红

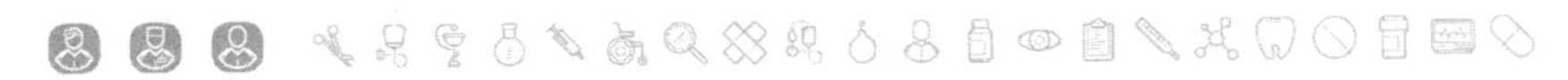

细胞膜、细胞内的蛋白及胶原蛋白、角蛋白、眼晶状体等均有不同程度的糖基化，提示糖尿病的非酶蛋白糖基化并非限于血红蛋白，而是有全身倾向。国内有资料表明，是否合并糖尿病性微血管病变的糖尿病患者之间平均糖基化血红蛋白浓度均有显著性差异。

用于糖尿病的诊断。有研究证明大多数空腹血糖高于正常的糖尿病患者及糖耐量减低的患者糖基化血红蛋白也增高，故认为糖基化血红蛋白也可作为糖尿病筛选时应用，但也有认为 GHb 对诊断糖尿病不是一个敏感指标，不能取代现行的糖耐量试验和血糖测定。

世界卫生组织诊断糖尿病的标准

1980 年及 1985 年世界卫生组织（WHO）关于糖尿病的诊断标准如下。

（1）有糖尿病症状。具备下列任何一项即可诊断为糖尿病：空腹血糖≥ 7.8mmol/L；一日中任何时候血糖≥ 11.1mmol/L；空腹血糖＜ 7.8mmol/L，但口服 75g 葡萄糖耐量试验 2 小时血糖＞ 11.1mmol/L。

（2）无糖尿病症状。具备下列任何一项即可诊断为糖尿病：两次空腹血糖≥ 7.8mmol/L；第一次口服 75g 葡萄糖耐量试验的 1 及

2 小时血糖均≥ 11.1mmol/L，重复一次葡萄糖耐量试验 2 小时血糖≥ 11.1mmol/L 或重复一次空腹血糖≥ 7.8mmol/L。

（3）糖耐量减低。空腹血糖＜ 7.8mmol/L，口服 75g 葡萄糖后 2 小时血糖在 7.8 ～ 11.1mmol/L 之间者。

妊娠糖尿病诊断参照上述标准。

另外，1979 年美国卫生实验院糖尿病资料组（NDPG）提出的糖尿病诊断标准与 WHO 基本相同，不同点在于：

其一，NDPG 强调，不论是糖尿病还是糖耐量减低，除服糖后 2 小时血糖值超过诊断标准外，还须在空腹及服糖后 2 小时之间即服糖 0.5 小时、1 小时或 1.5 小时血糖数值中有一个≥ 11.1mmol/L 才能诊断。

其二，NDPG 诊断妊娠糖尿病的标准不同于 WHO 的标准。

目前世界各国已广泛应用世界卫生组织及美国国家糖尿病资料组的糖尿病诊断标准。为便于与世界各国交流及具有国际上的可比性，全国糖尿病研究协作组于 1982 年建议采用世界卫生组织诊断糖尿病的标准。

1型糖尿病有何特点

所谓 1 型糖尿病，是指为了生存须用胰岛素治疗。此型患者其

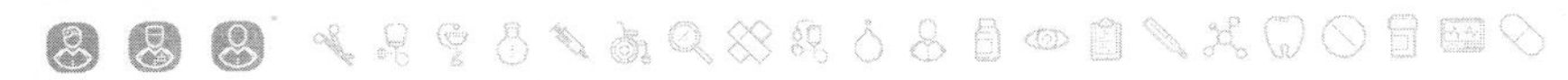

特征为起病较急，血浆胰岛素水平低于正常低限，必须绝对依赖外源性胰岛素，若不用胰岛素治疗，就会出现酮症酸中毒，如不及时治疗则会导致死亡。发病年龄多在30岁以下，更多的是在幼年发病，以往称幼年型糖尿病，但也有在成年发病者。一般发病急，原来体健，突然出现酮症酸中毒，重者昏迷。遗传为重要诱因，表现于第六对染色体上HLA抗原的阳性率增减，并伴有特异性免疫或自身免疫反应，胰岛细胞抗体往往阳性。此型患者往往在遗传基础上加之外来因素如病毒感染而发病。对胰岛素敏感。

2型糖尿病有何特点

2型糖尿病发病慢，大多数在40岁后发病，特别是老年发病，但也可以在儿童期发病。此型患者血浆胰岛素水平可正常或稍低，肥胖型胰岛素水平可高于正常。平时一般可不用胰岛素治疗，也不会出现酮症酸中毒，但在应激时可出现酮症酸中毒。有的患者在饮食控制及口服降血糖药不能满意控制血糖及症状时，需用胰岛素治疗，但停用胰岛素后不会发生酮症酸中毒。此型患者可长期无糖尿病症状，但病情呈隐匿性进展，常在不知不觉中出现大血管、微血管病变、神经病变及白内障等合并症。此型患者较1型遗传因素为强，环境因素中最重要的是肥胖，此型患者约60% ~ 90%属肥胖，即体重超过标准体重或体重指数[体重(kg)/身高的平方(m^2)]超过正常（男性大于25，女性大于27）。对胰岛素敏感性差。

老年糖尿病有何特点

（1）患病率高。

（2）病情轻，易漏诊。老年糖尿病发病时症状轻，常无典型的三多症状，有时仅有各种慢性并发症或伴随症的临床表现，如冠心病、高血压、高脂血症或高脂蛋白血症、动脉硬化、糖尿病性神经病变、肾脏病变及眼底病变等表现，有的患者原有糖尿病，因病情轻，不注意，直到出现非酮症高渗性糖尿病昏迷时才到医院诊治，还有的是并发脑血管意外，或心肌梗死、心律紊乱、心力衰竭时才偶然发现。由于老年性糖尿病无症状、病情轻，若不注意保健检查或因其他疾病而查尿糖和血糖等，常常造成漏诊和误诊。

（3）心血管及神经系统等并发症较严重。

（4）老年糖尿病大多属2型糖尿病。

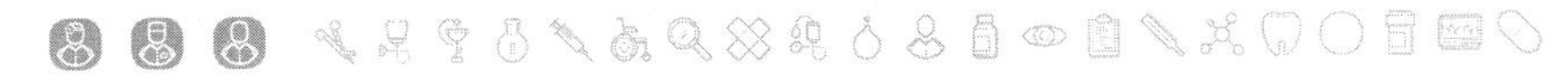

儿童糖尿病有何特点

（1）儿童糖尿病患病率明显低于成年糖尿病。

（2）病因和发病机制。儿童糖尿病大多为1型糖尿病，其发病机制及病因与2型糖尿病明显不同，二者均有家族史，但1型患者往往HLA阳性，胰岛细胞抗体（ICA）亦阳性，且有某些病毒感染史。

（3）起病急、病情重。儿童糖尿病起病多急骤，其中半数以酮症酸中毒症候群起病，年龄越小，酮症酸中毒发生率越高。慢性病例常影响生长发育，并发症以在微血管病变基础上发生的肾脏病变、视网膜病变多见，约40%死于肾功能衰竭。

（4）儿童糖尿病血浆胰岛素与C肽水平绝对降低，治疗上需终身以胰岛素替代补充。

糖尿病酮症酸中毒化验指标的异常

（1）尿。肾功能正常时尿酮体、尿糖均为强阳性。

（2）血。血化验常有以下几项异常。

①高血糖。多数为16.7 ~ 27.8mmol/L；有时可达33.3 ~ 55.5mmol/L以上。

②高血酮。定性强阳性。

③血脂升高。有时血清呈乳白色，由于高乳糜微粒血症所致。

④血酸度。本症属代谢性酸中毒，代偿期 pH 在正常范围，失代偿期低于正常，二氧化碳结合力可降至 13.5mmol/L 以下，严重者 9.0mmol/L 以下。

⑤电解质。血钠大多降低，少数正常，血钾初期偏低，当少尿、失水和酸中毒严重时可发生高血钾。胰岛素治疗 4 ~ 6 小时后，血容量趋向恢复，尿中大量排钾，同时葡萄糖利用增加，钾离子返回细胞内；又因酮症酸中毒得到纠正后，细胞释放氢离子并摄取钾离子，故出现低钾。

⑥白细胞计数常增高。但在此症中不能以白细胞计数与体温反映有无感染。尿素氮、血肌酐常因失水、循环衰竭及肾功能不全而升高，补液后可恢复。

诊断糖尿病高渗性昏迷的主要化验指标

（1）血糖大于 33.3mmol/L。

（2）血钠大于 145mmol/L。

（3）血浆渗透压大于 350mmol/L。血浆渗透压若不能测定可用下列公式估计：

血浆渗透压（mmol/L）=2（血钠 + 血钾）（mmol/L）+ 血葡萄糖（mmol/L）+ 血尿素氮（mmol/L）

此计算值与实际用渗透压计所测结果基本相符或约低 10mmol/L。正常范围为 280 ～ 300mmol/L。

糖尿病肾病早期怎样诊断

目前国内外广泛应用放射免疫法检测尿中白蛋白排出量，有利于发现早期糖尿病肾病。一般认为：6 个月内连续尿检有 3 次尿白蛋白排出量在每分钟 20 ～ 200μg（每 24 小时 30 ～ 300mg），且排除其他可能引起尿白蛋白排泄量增加的原因，如泌尿系感染、心力衰竭、运动、原发性高血压、酮症酸中毒等，即诊断为早期糖尿病肾病。此类患者无临床蛋白尿（因常规方法检查不出尿中蛋白含量）及其他临床表现，仅表现为肾体积增大，伴有肾小球滤过率增加。近年研究，应用胰岛素泵使血糖较长时期控制到正常水平，可使尿微量白蛋白排泄减少，肾体积及肾小球滤过率恢复正常。

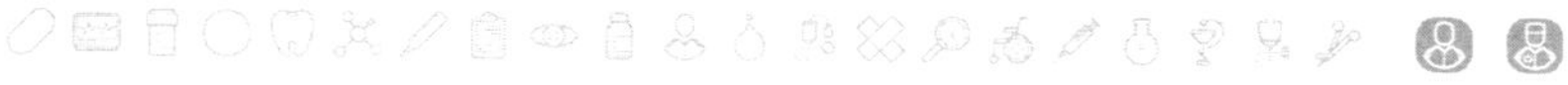

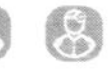

临床糖尿病肾病怎样诊断

一般认为临床糖尿病肾病应有持续性蛋白尿（尿蛋白大于每 24 小时 0.5g），并排除其他可能引起尿蛋白增高的原因（见早期糖尿病肾病），肾功能呈进行性下降，可伴有高血压、水肿及典型的糖尿病视网膜病变。

糖尿病患者为何要测定糖基化血红蛋白

当血糖持续较高水平一段时间后，葡萄糖将会和体内的蛋白质结合，这一过程称为糖基化，糖基化的蛋白质其结构和功能将会改变，导致糖尿病慢性并发症的发生。红细胞内的血红蛋白将氧气从肺带到身体各器官，如果血红蛋白发生糖基化，即形成糖基化血红蛋白，其中最常见的为 HbA1c，所以常以 HbA1c 作为糖基化血红蛋白的代名词。因为红细胞在血液内的寿命大约为 120 天，因此 HbA1c 的高低反映 2 个月左右的血糖控制状况。HbA1c 不仅是反映血糖控制好坏较稳定的指标，也是预测慢性并发症发生发展的重要指标，因长期的 HbA1c 升高则易促进慢性并发症的发生与发展，因此测定 HbA1c 对糖尿病患者十分重要。一般情况下，糖尿病患者应每 2 ~ 3

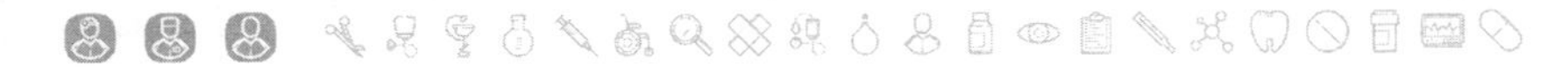

个月测定一次 HbA1c，现已有 HbA1c 快速测定方法，只需一滴血，几分钟即可出结果。HbA1c 在正常范围，说明在一段较长时间内血糖控制较为满意。HbA1c 在 10% 以上说明血糖在一段较长时间内控制较差，应与医生、护士或保健教员一起分析升高的原因，并采取相应治疗措施。

第4章

治疗疾病

合理用药很重要，综合治疗效果好

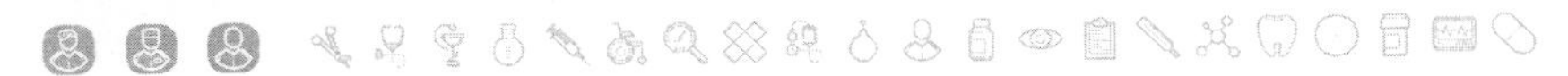

糖尿病的治疗包括哪些内容

由于糖尿病的病因及发病机制尚未完全阐明，因此目前糖尿病还不能根治，只能做到有效的控制。目前治疗糖尿病是采取辨证综合治疗措施，包括以下内容。

（1）糖尿病防治知识的宣传教育。

（2）饮食疗法。

（3）运动疗法。

（4）药物治疗。口服降糖药及中草药，应用胰岛素。

（5）血糖监测。

（6）其他。心理调整、针灸、气功、胰岛移植等。

当然，由于每个糖尿病患者的病情不同，所采取的治疗方法也不同。有的糖尿病患者采取一种治疗方法就能很好地控制病情，有的患者则需采取几种治疗方法才能控制疾病发展。但是有一点应该明确，不论是哪种类型的糖尿病，不论病情轻重都应配合饮食治疗。

目前国内常用的口服降血糖药物有哪几种

目前国内糖尿病口服降血糖药可分为 4 种。

（1）磺脲类口服降血糖药物。常用的有甲苯磺丁脲、氯磺丙脲、格列本脲、格列吡嗪、格列齐特、格列波脲、格列喹酮。其中甲苯磺丁脲及氯磺丙脲为第一代的磺脲类口服降糖药，其余的均为第二代磺脲类口服降血糖药。

（2）双胍类降血糖药物。常用的有盐酸苯乙双胍（降糖灵）和盐酸二甲双胍（降糖片）。

（3）α-葡萄糖苷酶抑制剂。常用的如阿卡波糖。

（4）中草药。常用的有人参、黄芪、玄参、黄精、枸杞、地骨皮等。

磺脲类降血糖药的作用机制

（1）刺激 β 细胞释放胰岛素。

（2）增强周围组织中胰岛素受体作用。

（3）减少肝糖输出。

磺脲类口服降糖药的适应证

（1）中年以上起病的2型糖尿病，经一度饮食治疗或再加运动治疗未能满意控制的高血糖患者。

（2）2 型糖尿病患者每日仅需胰岛素 40U 以下，若少于每日 20U 更有效，在患者不愿续用胰岛素时可试用磺脲类药物替代，剂量需视病情而定。

（3）40 岁以上起病的 2 型糖尿病患者，空腹血糖＞ 11.1mmol/L，病程 5 年以内，从未采用胰岛素治疗，体重正常或肥胖者也可选用磺脲类药物或与双胍类药物联合应用。

（4）近年试用发现与胰岛素联合治疗可增强疗效。

哪些糖尿病患者不适合服用磺脲类降糖药

（1）凡小儿糖尿病患者或 1 型糖尿病患者，不宜应用磺脲类药物。

（2）有糖尿病酮症，尤其伴有代谢性酸中毒、酮症酸中毒或高渗昏迷者禁用。

（3）有严重感染、高热、外科手术、妊娠、分娩，各种严重心、肾、肝、脑部等急、慢性并发症者均不宜使用。

（4）有黄疸、造血系统受抑制、白细胞缺乏症及对磺脲类药物过敏或毒性反应者禁用。

（5）凡能用饮食控制或必须减肥的患者以饮食治疗与运动治疗联合为宜，仅在高血糖未能控制时才可试用，但仍须以控制饮食及运动为主，药物为辅。

磺脲类药物的毒副作用

（1）胃肠道反应。食欲减退、恶心、呕吐、腹泻及腹痛等，药物减量后可以消退。

（2）皮肤反应。如皮肤瘙痒、红斑、荨麻疹、麻疹样皮疹或斑丘疹等，减少药量后可逐渐消退，若持续不退者，应停止使用。偶见严重的剥脱性皮炎，应立即停止使用此类药物。

（3）血液系统反应。白细胞减少、粒细胞缺乏、血小板减少、溶血性贫血、再生不良性贫血及全血细胞减少等。

（4）磺脲类药物可引起中毒性肝炎，但少见，治疗中可有谷草转氨酶及碱性磷酸酶增高。

（5）氯磺丙脲有刺激抗利尿激素释放导致水潴留作用，糖尿病患者原有的肾损害水潴留者，服药后加重。氯磺丙脲对部分患者可引起由酒精诱发的（在饮酒后10分钟内）严重皮肤潮红，大剂量时可引起阻塞性黄疸等副作用。

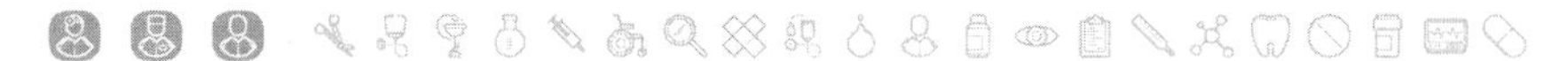

各种磺脲类药物的特点

（1）甲苯磺丁脲。由胃肠道迅速吸收，在肝内代谢成无活性的代谢产物，从肾排出。口服后 2 ~ 4 小时出现明显的降血糖作用，4 ~ 6 小时作用最强。12 小时后作用消失。肾功能不全（肾小球滤过率低于每分钟 60ml）者慎用此药。每片 0.5g，常用量每日 0.5 ~ 1.5g，分 2 ~ 3 次服用，最大量每日 3g。

（2）格列本脲。降糖作用很强，5mg 格列本脲与 1g 甲苯磺丁脲的作用相似。服后迅速吸收并发生降血糖作用，持续 24 小时左右。其代谢产物 50% 从肾排出，另 50% 从胆道排出。肾小球滤过率低于每分钟 60ml 者禁用。每片 2.5mg，常用量每日 2.5 ~ 15mg，小于每日 10mg 可早饭时一次服用，大于 10mg 时分早、晚两次服，最大量每日 20mg，使用时从小量开始，要注意低血糖反应。格列本脲可引起致命的低血糖症，尤其是老年糖尿病患者，必须慎用。

（3）格列吡嗪。国内已试用，效果良好。降血糖作用强度与格列本脲相似。服后迅速吸收发挥降血糖作用，持续 10 ~ 24 小时。代谢产物无降糖作用，主要从肾排出。肾小球滤过率低于每分钟 60ml 时禁用。每片 5mg，常用量每日 15 ~ 20mg，最大量每日 40mg，饭前 30 分钟服用效果最好。

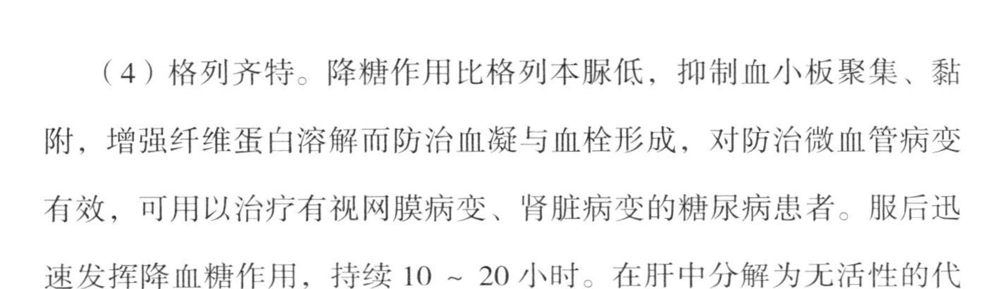

（4）格列齐特。降糖作用比格列本脲低，抑制血小板聚集、黏附，增强纤维蛋白溶解而防治血凝与血栓形成，对防治微血管病变有效，可用以治疗有视网膜病变、肾脏病变的糖尿病患者。服后迅速发挥降血糖作用，持续10～20小时。在肝中分解为无活性的代谢产物，主要从肾排出。肾小球滤过率低于每分钟60ml时慎用。每片80mg，常用量每日80～240mg，最大量每日320mg，大于80mg分次服用。

（5）格列喹酮。降血糖作用介于格列本脲及甲苯磺丁脲之间，30mg格列喹酮与2.5mg格列本脲、0.5g甲苯磺丁脲相当。服后迅速吸收，在肝中代谢，其中有一种产物有很弱的降血糖作用，量很少。它是第二代磺脲类药中唯一几乎不经肾脏排泄的药。95%从胆道排出，5%从肾排出。故肾功能不全，即使肾小球滤过率低于每分钟60ml亦可使用此药。但肾小球滤过率低于每分钟30ml时不宜使用此药。其降血糖强度与剂量大小成比例。剂量大时也不容易产生低血糖反应，适用于老年糖尿病患者。每片30mg，常用量每日60～90mg，剂量范围每日15～120mg，最大量每日180mg，分2～3次服用。

（6）格列波脲。25mg格列波脲与1g甲苯磺丁脲的降血糖作用相当。服后迅速吸收，代谢产物无降血糖作用。半寿期长，早晨一次服药即可。每片 12.5mg 及 25mg 两种。常用量为每日 25 ~ 50mg，最大量每日 75mg，可分 2 次服用，每增加半片到一片需间隔 3 ~ 7 天。

第二代与第一代磺脲类降糖药有什么不同

第二代磺脲类降糖药（格列本脲、格列吡嗪、格列齐特、格列喹酮、格列波脲）与第一代磺脲类降糖药（甲苯磺丁脲、氯磺丙脲）的区别如下。

（1）第二代磺脲类降糖药较第一代副作用轻且发生率低，罕见有骨髓抑制、溶血性贫血和阻塞性黄疸及酒精后潮红征群。

（2）降糖作用比第一代强，第二代磺脲类降糖药以毫克计算，其降血糖效力为第一代的数十倍至数百倍。

（3）失效率比第一代低，第一代失效者换用第二代常有效。

（4）受其他类药物影响比第一代少。

（5）低血糖反应在服用格列本脲和氯磺丙脲时多见。前者更多，但若使用得当，格列本脲是目前最好的降血糖药物，不仅降糖作用强，持续时间长，且可避免低血糖发生。近年有人研究发现格列本脲也有改善血小板功能的作用。

双胍类降血糖药物的特点

双胍类降血糖药有盐酸苯乙双胍和盐酸二甲双胍两种，其降糖作用缓和，单独应用不发生低血糖反应。

（1）盐酸苯乙双胍（降糖灵）。口服后易吸收，2 ~ 3小时达高峰，作用维持约6 ~ 7小时。服后约50%从胃肠吸收，1/3在肝内苯环羟基化，后经尿排出，其余以原形经尿排出。每片25mg，一般剂量每日75 ~ 100mg，分2 ~ 4次服用。有肝肾疾病患者降血糖作用并不明显，但易导致乳酸性酸中毒，故不宜采用。

（2）盐酸二甲双胍（降糖片）。作用与盐酸苯乙双胍相同，但它对胃肠刺激较小，故胃肠道副反应较轻，且不像盐酸苯乙双胍那样容易发生乳酸中毒。每片0.25g，一般剂量为每日0.75 ~ 1.5g，分3次服。

双胍类药物降血糖的机制

（1）抑制肠吸收葡萄糖。口服盐酸苯乙双胍后可改善口服葡萄糖耐量，但对静脉葡萄糖耐量试验无影响，且口服后血浆胰岛素浓度不高，故非刺激胰岛素释放所致，可能是抑制肠对葡萄糖的吸收。

（2）增加周围组织利用葡萄糖。双胍类降糖药可增高肌细胞膜对葡萄糖的通透性，加强胰岛素与受体结合后进入细胞的作用。

（3）抑制肝糖异生，抑制肝糖输出。

哪些糖尿病患者适合用双胍类降糖药

（1）中年以上起病的2型糖尿病患者，特别是偏肥胖而不能通过饮食控制及运动治疗控制的高血糖患者。

（2）已用磺脲类药物或已经运动治疗失效者。

（3）对1型糖尿病患者波动较大，可试用双胍类而减少胰岛素剂量，减少血糖波动性。

（4）对采用较小剂量胰岛素（每日20U以下）治疗的患者，希望采用口服药治疗，而对磺脲类有过敏反应或失效时可试用。

（5）对胰岛素抗药性患者，用双胍类可减少剂量或防止高血糖及酮症。

（6）对2型糖尿病肥胖者可与磺脲类降糖药联合应用，以减轻体重。

哪些糖尿病患者不能用双胍类降糖药

（1）凡 2 型糖尿病轻症可用饮食控制的不用此类药；凡 2 型中重症或 1 型糖尿病患者须用胰岛素治疗，不用此类药治疗。

（2）有酮症酸中毒及高渗昏迷、重度感染、创伤、高热、手术、妊娠、分娩、慢性胃肠病、肝肾病、心力衰竭、心肌梗死、失血失水、慢性营养不良、消瘦、黄疸、慢性酸中毒、酒精中毒等患者不宜采用此类药治疗。

（3）使用胰岛素每日大于 20U 不宜用此类药。

（4）严重的糖尿病肾病、视网膜病变、神经病变、脑部并发症、周围动脉闭塞伴坏疽者，亦不宜使用。

双胍类降糖药的副作用

双胍类降糖药的副作用主要表现为胃肠道反应，如纳少、恶心、腹胀、腹泻、上腹不适等，若饭后服药或同服复方氢氧化铝（胃舒平）、氢氧化铝等药物可减少上述反应。另外，大剂量双胍类降糖药（盐酸苯乙双胍每日大于 6 片）可使尿中出现酮体，严重时出现乳酸中毒。有严重肝肾功能损害、休克、充血性心力衰竭、慢性或急性病伴有缺氧者，以及各种疾病引起尿糖增多并同时有酮尿时，应禁用此药。

α-葡糖苷酶抑制剂降低血糖的机制

α-葡糖苷酶抑制剂是一类新型降糖药物，目前国内出售的α-葡糖苷酶抑制剂，是由德国拜耳公司生产，化学名称为阿卡波糖，商品名为阿卡波糖，剂量为每片50mg。

西方人饮食中碳水化合物的主要成分是淀粉和蔗糖，而我国的饮食中碳水化合物主要成分是淀粉。淀粉和蔗糖（双糖）均不能直接被肠壁细胞吸收，需要在小肠绒毛上的多种α-葡糖苷酶的作用下生成单糖（葡萄糖及果糖）后才能被吸收。α-葡糖苷酶有多种，包括蔗糖酶、葡萄糖淀粉酶、麦芽糖酶及糊精酶，其中蔗糖酶促使蔗糖水解生成果糖及葡萄糖，葡萄糖淀粉酶、麦芽糖酶及糊精酶，促使从淀粉水解生成的寡糖水解生成葡萄糖。α-葡糖苷酶上具有与寡糖及双糖相结合的位点，阿卡波糖能与这个位点结合，能可逆性地抑制小肠绒毛上的多种α-葡糖苷酶的活性，按其抑制能力的强弱，分别为葡萄糖淀粉酶＞蔗糖酶＞麦芽糖酶＞异构麦芽糖酶，对海藻糖酶及乳糖酶的抑制作用则很弱。

阿卡波糖与蔗糖酶的亲和力较蔗糖大15000倍，故能竞争性抑制蔗糖与蔗糖酶的结合，从而延缓蔗糖至葡萄糖和果糖的转化，降低餐后血糖水平。由于这种抑制作用是可逆的，所以向葡萄糖的转化仅仅是推迟，而不是完全阻断。通过使小肠内糖消化减缓和对结肠内糖吸收的调节，使患者一天内血糖浓度平稳。

哪些患者适合用α-葡糖苷酶抑制剂

（1）单纯饮食治疗不能满意控制血糖的患者，尤其是肥胖者更为适宜。

（2）葡萄糖耐量减低（IGT）患者。阿卡波糖能使IGT者的餐后高血糖及高胰岛素水平降低，可以减少发生大血管并发症的危险性。

（3）2型糖尿病患者应用磺脲类口服降糖药或双胍类口服降糖药治疗疗效不满意，尤其是餐后血糖控制不佳时，应加用α-糖苷酶抑制剂。

（4）对1型糖尿病患者可作为胰岛素的辅助治疗药物，但不能单用α-葡糖苷酶抑制剂控制血糖。

阿卡波糖服药时间非常重要，应与第一口饭同嚼碎服下。开始剂量要小，后根据血糖逐渐增加剂量，一般最大剂量为每日300mg。

α-葡糖苷酶抑制剂的副作用

α-葡糖苷酶抑制剂最常见的不良作用是胃肠道副作用，如腹部不适、胀气、排气、腹泻等。一般随治疗的延长，副作用会渐渐消失；如副作用较为严重，可适当加用胃动力药，如多潘立酮（吗叮啉）或西沙必利（普瑞博思）。

有明显胃肠功能紊乱或严重疝气者，以及孕期和哺乳期妇女不宜使用。

单用α-葡糖苷酶抑制剂不会出现低血糖，但在和磺脲类口服降糖药或胰岛素合用时也会出现低血糖，由于肠道内α-葡糖苷酶已被抑制，蔗糖等双糖及淀粉等不能迅速吸收，因此，出现低血糖时应口服或静脉注射葡萄糖。

首次确诊的糖尿病患者口服降糖药的选择

若患者首次确诊时有典型的多饮、多尿及体重减轻的症状，不必先试用单纯饮食治疗。若无酮尿，可立即开始使用口服磺脲类降糖药，同时配合饮食控制。

若患者首次确诊后，没有症状或症状很轻者，可先进行单纯饮食治疗一个月，此时医护人员对患者进行教育，使患者了解糖尿病的基本知识及饮食控制的重要性，能自觉地与医生配合。此段时间也可配合运动锻炼，尤其是肥胖患者更应以运动减轻体重。

（1）非肥胖型2型糖尿病患者。单纯饮食治疗一个月后，若空腹血糖仍＞11.1mmol/L者，可开始给予磺脲类药物治疗。初次剂量应根据有无症状及血糖情况确定。若无糖尿病症状空腹血糖＜11.1mmol/L者，初次剂量甲苯磺丁脲每日0.5g，或格列本脲1.25mg，或格列齐特每日40mg，或格列吡嗪每日2.5mg；若无糖尿病症状空腹血糖＞11.1mmol/L者，上述剂量加倍，即甲苯磺丁脲每日1g，或格列本脲每日2.5mg，或格列齐特每日80mg，或格列吡嗪每日5mg，治疗一周仍控制不满意应快速增加剂量；若有典型的糖尿病症状，一般血糖＞13.9mmol/L，应选用降糖作用强的药物且剂量要增大，格列本脲每日7.5～15mg，或格列吡嗪每日30mg。

（2）肥胖型2型糖尿病患者。经饮食治疗1个月后，若空腹血糖＞11.1mmol/L者可开始服用双胍类药或阿卡波糖，经治2周空腹血糖仍＞11.1mmol/L者可加服磺脲类药；肥胖型2型糖尿病患者，经饮食治疗1个月后，若空腹血糖＞16.7mmol/L者，应开始服用磺脲类药治疗，用药7～10天，若血糖下降不显著，则加服双胍类药或阿卡波糖。

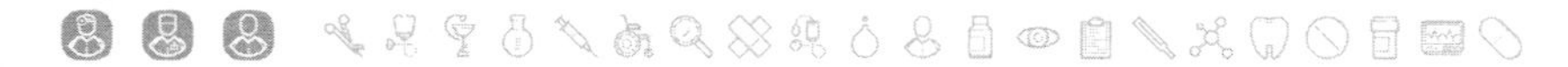

治疗过程中如何调整口服降糖药

（1）调整更换或联合应用口服降糖药的指标。实验已证明空腹血糖＜11.1mmol/L时，基础胰岛素水平与正常人、糖耐量减低者没有明显区别，餐后胰岛素分泌虽有下降，但不低于正常人餐后胰岛素分泌的50%，说明此时胰岛素功能尚可，不易产生酮症，可饮食控制治疗，此时若不先单纯饮食控制，而立即加用磺脲类降糖药容易发生低血糖。空腹血糖＞11.1mmol/L时，餐后胰岛素水平明显下降；空腹血糖＞19.4mmol/L时，餐后胰岛素与其基础胰岛素水平没有明显区别，很容易产生酮症，或转入非酮性高渗昏迷，必须用胰岛素治疗。依据上述结果，一般认为调整更换或联合应用口服降糖药物的指标是空腹血糖＜11.1mmol/L和餐后2小时血糖＜11.1mmol/L。治疗过程中首先要求空腹血糖＜11.1mmol/L，当达到这个指标后，就设法达到第二个指标即餐后2小时血糖＜11.1mmol/L。若单纯控制饮食一个月后仍达不到上述指标者，应加口服降糖药；若服用一种口服降糖药已达最大剂量且饮食严格控制仍未达到上述两个指标者，可两种口服降糖药联合应用。若达到上述两个指标后，要设法进一步调整药物、饮食及运动量使血糖降至正常或接近正常水平。

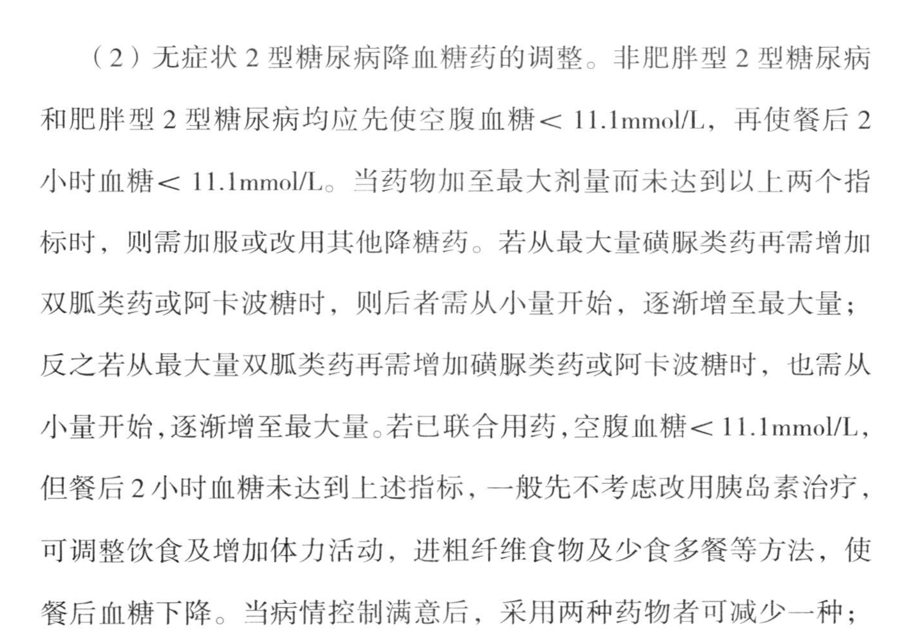

（2）无症状2型糖尿病降血糖药的调整。非肥胖型2型糖尿病和肥胖型2型糖尿病均应先使空腹血糖< 11.1mmol/L，再使餐后2小时血糖< 11.1mmol/L。当药物加至最大剂量而未达到以上两个指标时，则需加服或改用其他降糖药。若从最大量磺脲类药再需增加双胍类药或阿卡波糖时，则后者需从小量开始，逐渐增至最大量；反之若从最大量双胍类药再需增加磺脲类药或阿卡波糖时，也需从小量开始，逐渐增至最大量。若已联合用药，空腹血糖< 11.1mmol/L，但餐后2小时血糖未达到上述指标，一般先不考虑改用胰岛素治疗，可调整饮食及增加体力活动，进粗纤维食物及少食多餐等方法，使餐后血糖下降。当病情控制满意后，采用两种药物者可减少一种；采用一种药物者可以不用，根据患者情况进行反复调节。

（3）有严重症状无酮症2型糖尿病降血糖药的选择。以下情况需要胰岛素治疗：体重明显减轻、消瘦；无明显消瘦、不胖，用最大量磺脲类药治疗一周症状未好转；空腹血糖> 19.4mmol/L时；如体胖或不瘦，一般情况良好、胸透及血、尿常规阴性，可用磺脲类最大量的1/2开始，一周后无好转，速加药至最大量，一周后仍无好转者；若服用最大剂量磺脲类药一周后，病情好转，再观察1～2周，若未见进一步好转，仍有显著症状者。若症状好转，多饮多尿症状逐渐消失，而空腹血糖＞ 11.1mmol/L 时，可加服双胍类药或阿卡波糖。再按无症状 2 型糖尿病处理。

老年糖尿病患者怎样选择降糖药

对于老年人糖尿病应用口服降糖药时最怕出现低血糖反应，因老年糖尿病患者出现低血糖反应易引起心肌梗死及脑血管意外。因此老年人在选择口服降糖药时应注意以下几点。

（1）65 岁以上的糖尿病患者一般不用双胍类药，以免产生乳酸酸中毒；可服用阿卡波糖每日 100 ~ 300mg。65 岁以下患者，肝肾功能正常，无缺氧性心肺疾病者可用降糖片治疗，每日总量不超过 0.75 ~ 1.0g，并密切观察有无酮尿，有条件者应定期检查血乳酸，若出现酮尿或血乳酸升高应立即停药。

（2）老年人应用磺脲类药应从小量开始，国内多用甲苯磺丁脲，国外多采用第二代磺脲类药如格列喹酮、格列本脲、格列齐特、格列吡嗪等，其中格列本脲、格列吡嗪均有很强的降糖作用，尤其是格列本脲，老年人应慎用，以免发生低血糖。格列喹酮降糖作用缓和，较大剂量时也不易出现低血糖反应，最适合老年人服用。

（3）老年糖尿病患者初次就诊时空腹血糖≥ 19.4mmol/L，尿酮

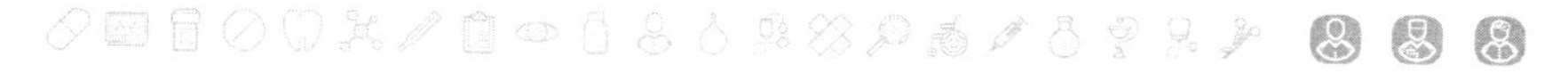

体阴性，而且无症状，重复一次检查仍是如此，应立即用胰岛素治疗，争取在短期治疗后改用口服降糖药。

糖尿病肾病患者怎样选择降糖药

糖尿病肾病伴有肾功能不全者，双胍类降血糖药易诱发乳酸性酸中毒，故禁用；磺脲类降糖药如格列本脲、格列吡嗪、格列齐特、甲苯磺丁脲等可致低血糖，尤其格列本脲更易引起低血糖反应。若肾小球滤过率不低于每分钟60ml者，以上药物可慎用；格列喹酮为第二代磺脲类降糖药，其代谢产物95%从胆道经肠随粪便排出，仅5%从肾排出，是糖尿病肾病首选药物，即使肾小球滤过率小于每分钟60ml者亦可使用，但肾小球滤过率小于每分钟30ml者，应停止一切口服降糖药，改用胰岛素治疗轻型2型糖尿病患者。原用胰岛素治疗，若想改用磺脲类口服降糖药时有两种方法：第一天将胰岛素用量减半，加服磺脲类药，以后逐渐减少胰岛素直到停用为止，并调节磺脲类药剂量，必要时可加服双胍类药或阿卡波糖；一开始即用较大剂量磺脲类药，同时全部停止使用胰岛素，并调节磺脲类药剂量，必要时可加服双胍类药或阿卡波糖。磺脲类药最大剂量的降糖强度约等于30～40U胰岛素的作用。故每日需要胰岛素量＞40U者，一般不改用磺脲类药物治疗。

有的2型糖尿病患者使用最大剂量的磺脲类药治疗，病情仍未满意控制，需改用胰岛素治疗，则可停用磺脲类降糖药，胰岛素开始时剂量为每日20 ~ 30U，以后根据病情调整。原用磺脲及双胍类降糖药者，也可用同样的方法改用胰岛素治疗，若原用口服降糖药不是最大剂量时，则胰岛素应从小量开始，以免发生低血糖，以后根据血糖、病情再进行调整。

胰岛素治疗的适应证

（1）1型糖尿病，不论有无酮症酸中毒时均须持续不断地胰岛素治疗。

（2）2型糖尿病患者如因应激、感染、外伤、手术、急性心肌梗死等情况下发生酮症酸中毒者，宜暂用胰岛素治疗，直至应激反应消除，病情好转后可酌情停用。

（3）妊娠妇女有糖尿病或妊娠期糖尿病患者。

（4）糖尿病患者伴有血管病变，如视网膜病变、肾脏病变或有神经病变、肝硬化、下肢坏疽等宜采用胰岛素治疗。

（5）糖尿病患者体重明显减轻，伴营养不良，生长发育迟缓，

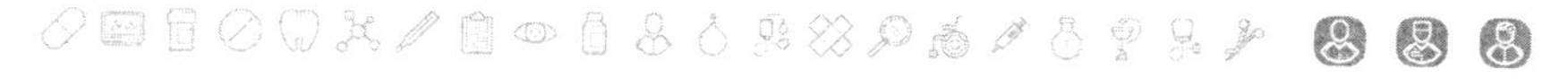

宜采用胰岛素治疗；若伴有结核病等长期消耗性疾病者须联合抗痨治疗。

（6）继发性糖尿病如垂体性糖尿病、胰源性糖尿病等均须采用胰岛素治疗。

（7）糖尿病伴高渗昏迷或乳酸性酸中毒患者。

（8）糖尿病患者，凡是用饮食控制和口服降糖药物治疗而得不到满意控制者，均可用胰岛素治疗。

胰岛素的种类

胰岛素制剂按照来源不同可分为猪胰岛素、牛胰岛素及人胰岛素。猪胰岛素是从猪胰脏提取的；牛胰岛素是从牛胰脏提取的；人胰岛素并不是从人体内提取的，而是借助先进的高科技生产技术合成的，其结构、功能与人胰岛素相似，主要的生产方法如下。

（1）将动物胰岛素进行化学处理，而使其转变为人胰岛素，如将猪胰岛素 B 链 30 位的丙氨酸换成苏氨酸，即为人胰岛素。

（2）DNA 重组技术，是一种可以无限制合成胰岛素的化学过程。具体说，就是利用一种在实验室培养的特殊类型的细菌（大肠杆菌），在这种菌内加入含有人胰岛素基因的片段，通过复制、发酵等一系列化学过程，最终合成人胰岛素。这是目前最常用的合成人胰岛素的方法。

胰岛素制剂按照其纯度不同可分为标准品及高纯品。纯度不同的主要指标是胰岛素原的含量。标准品含胰岛素原10～25百万分率，高纯品含胰岛素原10百万分率以下。

胰岛素制剂按照作用时间不同，可分为短效、中效与长效。短效胰岛素：作用高峰在注射后1～3小时，作用持续时间为5～7小时。中效胰岛素：作用高峰在注射后6～10小时，作用持续时间为18～24小时。长效胰岛素：作用高峰在注射后10～15小时，作用持续时间为28～36小时。

目前不同规格的胰岛素在胰岛素瓶的标签上都有明显标记，如：R=正规胰岛素，S=半慢胰岛素，N=NpH胰岛素，即中性鱼精蛋白胰岛素，L=慢效胰岛素，U=特慢胰岛素，50/50=50%NpH胰岛素和50%正规胰岛素的混合液，70/30=70%NpH胰岛素和30%正规胰岛素的混合液。正规胰岛素和半慢胰岛素皆属于短效胰岛素；NpH和慢效胰岛素皆属于中效胰岛素；特慢胰岛素是一种长效胰岛素。PZI，即鱼精蛋白锌胰岛素，也是一种长效胰岛素；50/50和70/30皆为中效胰岛素和短效胰岛素的混合物，因而在注射前无需患者再自行混合。

使用胰岛素时须注意哪些事项

（1）只有正规胰岛素可以静脉注射或在溶液中静脉滴注，其余各类胰岛素仅能从皮下或肌内注射，不能静脉注射或静脉滴注。

（2）正规胰岛素近年已制成中性，pH=7.2 ~ 7.4，可与任何其他胰岛素混合使用，以便调整其作用时间，灵活使用。

（3）胰岛素制剂于高温环境下易于分解失效，故须保存在 10℃以下冷藏器内。

（4）近年生产的高纯度胰岛素，其反应较少，作用较强，使用时剂量宜稍减。另外，高纯度胰岛素制剂中不含胰岛素原、胰升糖素、胰多肽、舒血管肠肽及生长抑素等激素及其他蛋白质，故使注射处皮下脂肪萎缩、胰岛素注射后皮肤过敏反应与胰岛素抵抗性的机会明显减少。

（5）鱼精蛋白锌胰岛素中往往含有较多鱼精蛋白，应与正规胰岛素混合后使其作用长效，故抽取时必须先吸正规胰岛素，后吸鱼精蛋白锌胰岛素。

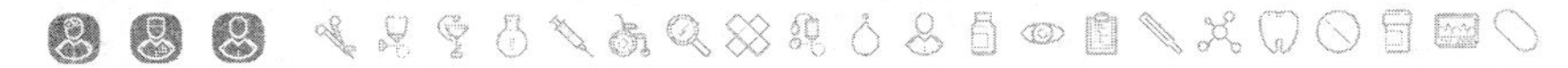

胰岛素制剂的选择及使用原则

（1）急需胰岛素治疗时用短效类胰岛素。如糖尿病酮症酸中毒、高渗性昏迷、乳酸性酸中毒、急性感染、急性心肌梗死、急性脑血管病、大手术前后、1 型糖尿病及 2 型中重型糖尿病初治阶段，可于皮下注射正规胰岛素，每日 3 ~ 4 次，餐前 30 分钟注射。若有严重酮症酸中毒昏迷，或神志模糊，伴循环衰竭、严重失水、血压下降、皮下吸收不良者，或有抗药性需极大剂量时，常使用正规或锌结晶胰岛素静脉滴注。

（2）2 型糖尿病患者当口服药物及饮食治疗失效需胰岛素治疗时，可用短效类胰岛素试明剂量后，改用长效类胰岛素，或用长效与短效胰岛素的混合剂，有时可与口服降血糖药联合治疗。

（3）重型糖尿病 2 型及 1 型糖尿病患者，可用短效制剂或用中效混合剂，试明剂量后，选用鱼精蛋白锌胰岛素加锌结晶胰岛素（1 ∶ 2 ~ 1 ∶ 3）或特慢或慢胰岛素锌悬液加锌结晶胰岛素或中性鱼精蛋白锌胰岛素餐前皮下注射。若每日用量大于 40 ~ 50U，可分 2 次于早晚餐前 0.5 ~ 1 小时注射，早餐前给一日量的 2/3。

（4）1 型糖尿病波动较大不易控制的患者，除用中效胰岛素每日 2 次注射外，可酌加口服双胍类降糖药，如波动过大不易控制者可用短效类，一日 4 次注射。

总之，中效类胰岛素作用较强而持久，灵活性较大，可加短效以加速其疗效，亦可加长效类而延长其药效时间，对血糖波动大而不易控制的糖尿病患者较为合适；短效类适用于有严重并发症而急需控制血糖者及初治阶段以便摸索适当剂量者，不仅可皮下注射，也可静脉滴注；长效类作用持久，每日仅需一次注射，使用方便，但药效缓慢，不能应急使用。因此不同制剂的胰岛素应根据病情灵活选择。

在注射胰岛素时为何早餐前用量最大，午餐前用量最小

每日三餐前注射胰岛素，一般剂量是早餐前用量大于晚餐前用量，晚餐前用量大于中餐前用量。因为早晨生长激素、皮质醇水平处于高峰，血糖有升高趋势，以及前一天注射的正规胰岛素早已没有作用，故早餐前胰岛素用量较大，而且要求于早餐前 0.5 ~ 1 小时皮下注射，先让胰岛素发挥作用，血糖控制接近正常，再进早餐，才能控制早餐后的高血糖及尿糖。早餐前注射的正规胰岛素可作用到午后 1 ~ 2 点，故中午只需较小剂量的胰岛素。早餐前的胰岛素

到晚餐已无作用，午餐前的胰岛素到晚餐虽有一定的作用，由于剂量较小，作用不强，同时大多数患者睡前不用胰岛素，到次日早晨才注射胰岛素，故晚餐前胰岛素量要求比中午量大，但下午人体皮质醇水平低，故晚餐前胰岛素用量不宜超过早餐前的用量，否则于睡前或夜间会发生低血糖。

如何根据血糖、尿糖变化调整胰岛素剂量

（1）上午或上午及下午血糖、尿糖皆高，应首先增加早餐前正规胰岛素量；单纯下午血糖、尿糖高，应增加午餐前短效胰岛素量；晚餐后及夜间血糖、尿糖高，应增加晚餐前胰岛素量，一般每次增加 2U。

（2）夜间尿糖高，白天尿糖“–”或“±”，要首先确认晚餐后有无低血糖发作，因低血糖后由于进食及体内抗胰岛素物质增加可引起高血糖和高尿糖。如晚餐后确无低血糖反应，则可于睡前加 4U 短效胰岛素并睡前少许加餐，或加大晚餐前短效胰岛素的量并于晚 8 ~ 9 时加餐，或晚餐前加长效胰岛素 4 ~ 6U 与短效胰岛素混合使用。

（3）早餐后血糖、尿糖高，上午 9 ~ 10 时后下降，则将正规胰岛素于早餐前 45 ~ 60 分钟皮下注射，如整个上午血糖、尿糖均高，

正规胰岛素不但要提前注射，而且要加大剂量。

如何按病情轻重调整胰岛素及饮食

（1）病情较轻，体内胰岛B细胞尚能分泌一些胰岛素，在空腹情况下（每次餐后3小时后及晚上睡觉前），胰岛素分泌基本上可满足身体需要，使血糖、尿糖维持正常。但餐后由于胰岛负担增加，就显得胰岛素分泌不足，血糖、尿糖增高。此类患者可用正规胰岛素三餐前注射或早、晚餐前用短效胰岛素，午餐前用阿卡波糖或格列吡嗪。患者饮食中主食分配为早餐1/5、午餐2/5、晚餐2/5；或早、中、晚各1/3。此类患者满意控制标准为：空腹血糖小于7.8mmol/L，餐后2小时血糖小于8.3mmol/L；24小时尿糖定量小于5g。

（2）病情较重，胰岛功能有限，空腹时基本上可满足需要，但三餐后血糖、尿糖异常升高，尤其早餐后血、尿糖难于控制。此类患者需用短效胰岛素三餐前注射，且早餐前胰岛素量大于晚餐前的量，晚餐前胰岛素量大于午餐前的量。也可早餐前用短效与长短混合（2：1～4：1），晚餐前用短效胰岛素注射，早餐前长效胰岛素不宜超过10～12U，以免夜间发生低血糖。饮食同第一种病情较轻的患者，必要时上午9～10点加餐。病情满意控制标准：空腹血

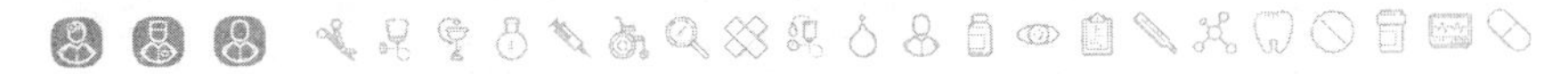

糖小于 7.8mmol/L，餐后 2 小时血糖小于 9.4mmol/L；24 小时尿糖定量小于 5g 或 10g。

（3）病情重，体内胰岛素分泌几乎为零，全天都需要依靠注射胰岛素补充，一天 24 小时血糖、尿糖都很高，难于控制。若用正规胰岛素治疗每日需 3 ~ 4 次。早餐前剂量最大，晚餐前剂量第二，午餐前剂量第三，睡前剂量最小。或早、中餐前用短效胰岛素，晚餐前正规胰岛素与长效胰岛素混合治疗（2 ∶ 1 ~ 4 ∶ 1），晚餐前长效胰岛素量不宜超过 6 ~ 8U，以免夜间低血糖。饮食同以上两类患者，要注意在上午 9 ~ 10 点及晚上睡前加餐。病情满意控制标准：空腹血糖（上午 6 时取血）在 8.3 ~ 11.1mmol/L，餐后 2 小时血糖小于 11.1mmol/L；24 小时尿糖定量小于 10g。

糖尿病的病情被适当控制时怎样调整胰岛素用量

糖尿病病情较重时，每日需 3 或 4 次注射正规胰岛素，当病情适当控制后，可改为混合胰岛素注射，调整方法如下。

（1）若将原来早晚 2 次或早、中、晚 3 次注射的正规胰岛素改为早饭前注射一次正规胰岛素和鱼精蛋白锌胰岛素混合液时，应把原来早晚2次或早、中、晚3次正规胰岛素总量转换为大约2：1混合胰岛素。如原来每日2次或3次正规胰岛素总量为30个U，可转换为正规胰岛素20U加鱼精蛋白锌胰岛素10U，于早餐前注射。一般鱼精蛋白锌胰岛素用量为10～16U，否则夜间易发生低血糖，若鱼精蛋白锌胰岛素大于8～12U，应在晚上睡前加餐，必要时晚餐前加一次正规胰岛素。

（2）若把原来每日3或4次正规胰岛素改为每日2次混合胰岛素注射时，调整方法如下。

①早餐前的剂量。把原来每日早餐前、午餐前正规胰岛素的总量分为4等份，3份为正规胰岛素的量，1份为鱼精蛋白锌胰岛素的量，如原来早、午餐前总量为36U，转换后为正规胰岛素27U加鱼精蛋白锌胰岛素9U，混合于早餐前一次注射。早餐前鱼精蛋白锌胰岛素量一般为8～12U。

②晚餐前的剂量。原来每日3次注射正规胰岛素者，可保持原来晚餐前正规胰岛素的量不变，也可减去4～8U，加鱼精蛋白锌胰岛素4～8U，两者混合，于晚餐前一次注射。原来每日4次注射正规胰岛素者，把晚餐前、晚间睡前的正规胰岛素总量减去4～8U，再加鱼精蛋白锌胰岛素4～8U于晚餐前混合一次注射。

以上调整的剂量未必十分合适，以后可根据4次4段的尿量及

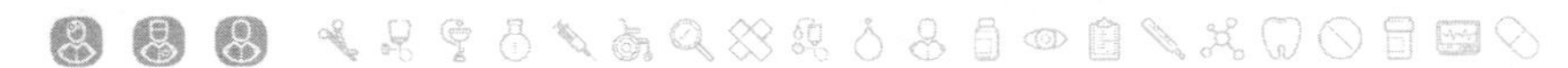

尿糖进行调整，直至满意控制病情为止。

胰岛素治疗时易出现哪些并发症

采用胰岛素治疗时，常出现的并发症和副作用可分为全身反应和局部反应两大组。

（1）全身反应。低血糖反应；过敏反应；胰岛素性水肿；屈光失常。

（2）局部反应。注射部位皮肤红肿、发热、发痒、皮下有硬结；皮下脂肪萎缩；皮下脂肪纤维化增生。另外，不少患者在胰岛素治疗过程中产生抗体或由于受体敏感性下降，对胰岛素需要量逐渐增大，形成胰岛素抗药性。

胰岛素治疗中出现低血糖反应怎么办

血糖低于3.1mmol/L则称为低血糖。低血糖反应在用胰岛素治疗的糖尿病患者中最常见，也是胰岛素常见的较严重的并发症之一。低血糖反应常见于应用胰岛素治疗的1型糖尿病患者，也可见于2型糖尿病患者。多由于胰岛素用量过大，进食太少，或由于运动、体力活动太多，也偶因肾上腺皮质、垂体前叶功能减退发生，极个别由于伴发 B 细胞瘤。

早期症状有饥饿感、头晕、软弱、出汗、心悸、手抖、脸色苍白、心率加速等，由于儿茶酚胺分泌增多所致；后期出现中枢神经症状呈烦躁不安、定向失常、语无伦次、哭笑无常，更严重则惊厥、抽搐、昏迷，甚则死亡。低血糖昏迷 6 小时以上可造成不能恢复的脑组织损伤，如无人发觉或治疗不当可引起死亡。

低血糖的处理方法：低血糖较轻、患者神志清醒，可用红糖或白糖 25 ~ 50g，温水化开喝下，病情会马上缓解，低血糖较重还需吃些面包、馒头等食物。发生低血糖神志不清时，应速送医疗室、急救站、医院进行抢救，应迅速静脉注射 50% 葡萄糖 40 ~ 60ml，继以静脉滴注 10% 葡萄糖水。如低血糖历时较久而严重的，可采用氢化可的松每次 100 ~ 200mg 于 5% ~ 10% 葡萄糖液 500ml 中静脉滴注，当患者苏醒后，让其吃些米面类食物，以防再度昏迷。

胰岛素治疗中出现过敏反应怎么办

在应用胰岛素治疗过程中，少数患者有过敏反应，如荨麻疹、血管神经性水肿、紫癜、极个别有过敏性休克。此种反应大致由于制剂中含有杂质所致。

处理方法：轻者可采用抗组胺类药物治疗，重者必须调换制剂或改为口服药治疗。必须胰岛素治疗者须立即脱敏。脱敏方法如下：每隔 15 分钟皮下注射小剂量胰岛素，初剂量为 1/1000U，以后每次注射均增加一倍，直至 1U，如此时未发生较大局部反应，便可按照治疗的剂量进行注射。

胰岛素治疗中出现浮肿、屈光失常、皮下脂肪萎缩怎么办

（1）胰岛素性水肿。糖尿病未控制前常有失水、失钠、细胞外液减少、细胞内葡萄糖亦减少，控制后 4 ~ 6 小时可发生水钠潴留而水肿，称为胰岛素性水肿。可能由于胰岛素促进肾小管回吸收钠有关。一般经过一段时间后可自行消失，不必处理。

（2）屈光失常。胰岛素治疗过程中，有时患者感到视力模糊，尤多见于初用胰岛素者，由于胰岛素使血糖迅速下降，影响晶状体内及玻璃体内渗透压，使晶状体内水分逸出而屈光下降，发生远视所致。此属暂时变化，不必处理，一般随血糖浓度恢复正常后迅速消失。

（3）皮下脂肪萎缩。萎缩部位的皮肤表面形成凹陷，多见

于女青年及小儿小腿、腹壁、臀部等注射部位。长期注射胰岛素的患者，应每天变换注射部位，并采用室温的胰岛素注射，有时可预防皮下脂肪萎缩。国外用单组分胰岛素治疗，没有此现象，故认为皮下脂肪萎缩可能由于某些杂质性物质引起过敏反应所致。

什么是胰岛素抵抗

胰岛素治疗过程中产生的胰岛素抵抗，是指在无酮症酸中毒或严重感染等情况下，由于血循环中胰岛素抗体水平很高，使胰岛素剂量必须增加到每日 200U 以上，超过 48 小时。胰岛素抵抗时，可以使用大剂量胰岛素，亦可改用高纯度低免疫原性胰岛素；部分患者维持原治疗一段时期可自行缓解；有的患者在接受小剂量糖皮质激素治疗后可缓解。

引起血糖尿糖增多的因素

（1）进食含糖多的食物及过量蛋白质及脂肪。

（2）精神紧张、失眠、外伤、过度劳累和感染。

（3）天气骤冷或骤热。

（4）月经前期及月经期。

（5）胰岛素用量减少或注射时丢失部分胰岛素。

（6）推迟注射早餐前的胰岛素。

（7）活动量减少。

（8）多量饮酒。

（9）引起血糖、尿糖增高的激素或药物。

如何贮存胰岛素

胰岛素制剂于高温环境下易于分解，引起失效。因此贮存时应避免受热及阳光照射，且不能冰冻。在温度30℃～50℃时，各种胰岛素都会部分失效，正规胰岛素及半慢胰岛素于18个月后减效50%，鱼精蛋白锌胰岛素及NpH减效10%～15%；在55℃～60℃时各种胰岛素迅速失效。若将胰岛素冰冻后即变性，失去生物活性。因此胰岛素须保存在10℃以下的冷藏器内，最好放在2℃～8℃温度的冰箱格子中，可保持2～3年活性不变，即使已部分抽吸使用的胰岛素也是如此。假若没有冰箱，可放在阴凉避光处，不宜放在阳光下或温度较高地方（煮饭锅及电视机上），以防失效。

旅行出差时胰岛素应随身携带，而不要放在旅行袋等行李中，更不能放在托运的行李中。如果旅行不超过1个月，也可不放于冰箱，但应避免药瓶暴露于阳光或高温、温度过低等特殊情况下，且时间不宜过久。当住在旅店等有条件提供冰箱时，建议你储存在冰箱内为宜。

什么是胰岛素泵

胰岛素泵又称胰岛素持续皮下注射泵（CSII）、人工胰岛装置。其结构有两种形式。

（1）开环式。包括电动机、电池、注射器、调节器、警报仪、连接管及注射针等装置，可将已知胰岛素需要量连续输入人体，并在餐前可开动调节器增加输入剂量以模仿餐后分泌增多、血浆胰岛素升高情况，并有警报器发出信号以示各种需要紧急处理情况，如胰岛素注完、电池耗尽、空针或针头脱落受阻等。此型已从较大装置改为微小型便于携带。

（2）闭环式。此种装置复杂，体积大，不易携带与应用，仅用于医院内抢救酮症酸中毒时使用。其结构主要由能连续监测血糖的

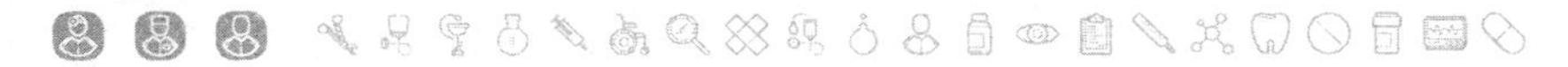

血糖传感器、微电脑和胰岛素注射泵三部分组成。

另外，还有胰岛素笔，原理和开环式相同，但更简单、实用。

胰腺和胰岛移植临床效果如何

胰腺片块移植时，由于免疫排斥问题，胰腺移植后需长期应用免疫抑制治疗，对受体带来一定危害；此外，胰腺供体有限制，故胰腺移植治疗 1 型糖尿病似不理想。采用水囊引产的胚胎胰腺，胰岛细胞经两星期培养后移植到患者的腹壁或腹腔。6 ~ 10 个胎胰供给一个患者，经过几年的观察，有的患者可以停止胰岛素注射。但移植的胰岛是否也会像患者自己的胰岛一样会受到自身免疫损坏，还不清楚。总之，胰腺片段及胰岛移植已在动物及人体内初见成效，尚属实验阶段，且有许多问题有待解决。

中医学治疗糖尿病的方法

在长期的医疗实践中，中医学积累了防治糖尿病的宝贵经验，总结出了简便易行的治疗方法如中草药治疗（辨证选药、单方验方）、针灸治疗（针刺、灸法、耳针等）、饮食治疗、体育疗法、气功、推拿等等。这些方法对改善糖尿病临床症状，降低血糖、血脂，改善微循环及糖尿病慢性病变的防治均有一定作用。

中医学如何对糖尿病辨证分型

（1）根据临床主要症状分类。在中医文献中常把消渴病分为上、中、下三消论治。上消主症为烦渴多饮、口干舌燥；中消主症为多食易饥，形体消瘦，大便干结；下消主症为尿频量多，尿如脂膏。这种分类方法有些片面，因为临床上三多症状并不是截然分开，往往同时存在，仅表现程度上有轻重不同而已，故治疗上应三焦兼顾、三消同治。《医学心悟·三消》篇说："治上消者宜润其肺，兼清其胃"、"治中消者宜清其胃，兼滋其肾"、"治下消者宜滋其肾，兼补其肺"可谓经验之谈。

（2）根据阴阳偏盛偏衰分型。分为阴虚型、阳虚型、阴阳两虚型。

（3）阴阳辨证与脏腑辨证、气血津液辨证相结合分型。分为阴虚型、阴虚火旺型、气阴两虚型、气阴两虚火旺型、阴阳两虚型、阴阳两虚火旺型、血瘀型共七个证型治疗。

阴津亏虚型糖尿病如何选方用药

主症：咽干口干，食欲旺盛，大便干结，形体大多超重或肥胖，自觉体力或精力较前减退，舌红苔黄或白少津，脉沉弦。

治则：滋阴增液。

方药：增液汤加味：生地 30g，玄参 30g，麦冬 10g，葛根 12g，花粉 30g，南沙参 15g。

阴虚热盛型糖尿病如何选方用药

主症：烦渴多饮，多食易饥，尿频量多，大便干结，尿色混黄，舌红少津，苔黄而燥，脉滑数。

治则：滋阴清热。

方药：增液汤合白虎汤合消渴方加减：生地 30g，元参 30g，麦冬 10g，生石膏 30g，知母 12g，葛根 15g，花粉 30g，黄连 10g，枳实 10g。每日一剂，水煎分两次服。

阴虚热盛型治疗用药，大多寒凉，不宜长期服用，以免寒凉损伤脾胃。对于脾胃素虚或老年糖尿病患者需用滋阴清热药时，剂量亦不宜过大，否则过服寒凉重剂可引起胃脘不适，腹胀腹泻等胃肠道不良反应。

气阴两虚型糖尿病如何选方用药

主症：典型的多饮、多尿、多食症状不明显，口咽干燥，神疲乏力，气短，腰膝酸软，大便干结，或兼心悸自汗，或眩晕耳鸣，或肢体麻痛，或视物模糊，舌体胖或有齿印，舌苔白，脉沉细。

治则：益气养阴。

方药：生脉散合增液汤加味：生黄芪15g，黄精15g，太子参15g，麦冬10g，五味子10g，生地15g，玄参15g，葛根15g，花粉15g，山药15g，山萸肉10g。

气阴两虚兼瘀型糖尿病如何选方用药

主症：三多症状不明显，口干，乏力，心悸气短，眩晕耳鸣，腰膝酸软，肢体麻痛，视物模糊，胸闷胸痛，或兼双下肢微肿，或兼中风偏瘫，血液流变学异常，甲皱微循环异常，血小板聚集增强，舌体胖，舌质暗或紫暗有瘀斑，舌腹静脉紫暗怒张，脉沉细。

治则：益气养阴、活血化瘀。

方药：益气养阴活血汤：黄精30g，生黄芪30g，太子参15g，麦冬12g，五味子10g，生地20g，玄参30g，丹参30g，当归10g，桃仁10g，葛根15g，花粉30g，枳实10g，生大黄6～10g。

阴阳两虚型糖尿病如何选方用药

主症：腰膝酸软，气短乏力，口干饮水不多，畏寒肢冷，颜面或下肢水肿，食欲减退，大便溏泻或泄泻便秘交替出现，小便混浊如膏，面色苍黄晦暗，耳轮干枯，齿摇发脱，阳痿，舌淡暗，苔白而干，脉沉细无力。

治则：育阴温阳、补肾活血。

方药：金匮肾气丸合水陆二仙丹加减：熟地15g，山药15g，山萸肉12g，泽泻15g，猪茯苓15g，芡实15g，金樱子15g，桂枝6g，附片8g，丹参30g，葛根15g。

治疗糖尿病的中成药有哪些

（1）消渴丸。主要成分：北芪、生地、花粉、格列本脲（每丸含 0.25mg，即 10 丸消渴丸含一片格列本脲）。

功用及主治：滋肾养阴、益气生津。具有改善多饮、多尿、多食等临床症状及较好的降血糖作用。主治 2 型糖尿病。

服用注意事项：饭前 30 分钟服用。由于本药内含格列本脲，所以严禁与格列本脲同时服用，以免发生严重的低血糖。严重的肝肾疾病慎用，1 型糖尿病患者不宜服用。

（2）降糖舒。主要成分：人参、生地、熟地、黄芪、黄精、刺五加、荔枝核、丹参等 22 种中药。

功用及主治：益气养阴、生津止渴。对改善口干、便秘、乏力等临床症状及降低血糖有一定作用。主治 2 型糖尿病无严重并发症者。

服用注意事项：1 型糖尿病及有严重并发症者不宜服用。

（3）玉泉丸。是清代名医叶天士治疗消渴病的有效药物。现市场出售的玉泉丸是在第一代玉泉丸的基础上加上葛根、花粉、生地、五味子等中药研制而成。

功用及主治：益气生津、清热除烦、滋肾养阴。药理研究，本方具有一定的降血糖作用。主治 2 型糖尿病轻、中型患者及老年糖尿病。

服用副作用：长期服用部分患者有胃肠道反应。

（4）降糖甲片。主要成分：生黄芪、黄精、太子参、生地、花粉。

功用及主治：益气养阴，生津止渴。主治2型糖尿病。

服用副作用：无明显副作用。

（5）甘露消渴胶囊。主要成分：熟地、生地、党参、菟丝子、黄芪、麦冬、天冬、元参、山萸肉、当归、茯苓、泽泻等。

功用及主治：滋阴补肾、益气生津。药理试验：本品对四氧嘧啶性高血糖症小白鼠及大白鼠肾上腺素性高血糖症，有明显的降糖作用。主治2型糖尿病。

服用副作用：无明显副作用。

（6）六味地黄丸和麦味地黄丸。

功用与主治：滋阴补肾，主治2型糖尿病证属肝肾阴虚者。金匮肾气丸功用补肾温阳，主治2型糖尿病证属肾阳虚者。药理试验表明：六味地黄丸和麦味地黄丸不仅具有降糖作用，而且还具有降脂作用。但阴虚化热型糖尿病不宜服用。

（7）石斛夜光丸。主要成分：天门冬、人参、茯苓、麦冬、熟地、生地、菟丝子、菊花、决明子、杏仁、干山药、枸杞子、牛膝、五味子、蒺藜、石斛、苁蓉、川芎、炙甘草、枳壳、青葙子、防风、乌犀角、羚羊角、黄连。制成蜜丸。

功用及主治：滋补肝肾、养肝平肝明目。对糖尿病视网膜病变

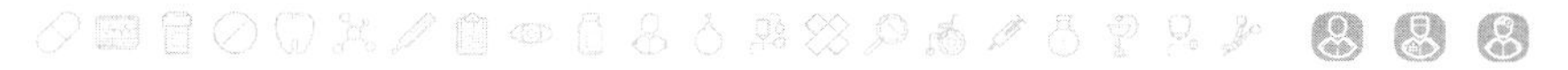

及糖尿病性白内障早期有一定疗效。

（8）明目地黄丸。主要成分：熟地、生地、山药、泽泻、枣皮、丹皮、柴胡、茯神、当归、五味子。

功用及主治：滋补肝肾、平肝明目。对糖尿病性视网膜病变及白内障早期有一定疗效。

（9）参芪降糖片。主要成分：人参皂苷、五味子、山药、生地、麦冬等。

功用及主治：益气养阴、滋脾补肾。对四氧嘧啶性糖尿病小鼠有一定降糖作用。主治 2 型糖尿病。

注意事项：实热证者禁用。

（10）渴乐宁胶囊。主要成分：黄芪、地黄等。

功能及主治：益气养阴生津。本品对四氧嘧啶性糖尿病大鼠有降低血糖、提高血浆胰岛素和 C 肽水平的作用。主治气阴两虚型糖尿病，症见口渴多饮、五心烦热、乏力多汗、心悸等。

（11）消渴灵片。主要成分：地黄、五味子、麦冬、牡丹皮、黄芪、黄连、茯苓、红参、天花粉、石膏、枸杞子。

功能及主治：滋补肾阴、生津止渴、益气降糖。主治 2 型糖尿病。

（12）金芪降糖片。

功能及主治：清热益气，主治气虚内热消渴病，症见口渴喜饮，易饥多食，气短乏力等。用于轻中型 2 型糖尿病。

注意事项：偶见腹胀，继续服药后，自行缓解。

（13）糖脉康颗粒。

功能主治：益气养阴，活血化瘀。主治 2 型糖尿病，对防治糖尿病并发症也有一定作用。

针灸治疗糖尿病常选用哪些穴位

（1）针刺选穴

①主穴为脾俞、膈俞、胰俞、足三里、三阴交。配穴为肺俞、胃俞、肝俞、中脘、关元、神门、然谷、阴陵泉等。针刺方法以缓慢捻转，中度刺激平补平泻法，每日或隔日一次，每次留针 15 ~ 20 分钟，10 次为一个疗程。疗程间隔 3 ~ 5 日。

②主穴为脾俞、膈俞、足三里。配穴：多饮烦渴加肺俞、意舍、承浆；多食易饥、便秘加胃俞、丰隆；多尿、腰疼、耳鸣加肾俞、关元、复溜；神倦乏力、少气懒言、腹泻加胃俞、三阴交、阴陵泉等。针刺方法以针刺得气为指标。当患者对针刺有较强反应时，则留针 15 分钟，出针前重复运针一次再指压。

上消：少府、心俞、太渊、肺俞、胰俞；中消：内庭、三阴交、脾俞、胰俞、胃俞；下消：太溪、太冲、肝俞、肾俞、胰俞。胰俞为治疗上、中、下三消经验穴。针刺方法为补泻兼施，留针 20 ~ 30 分钟，隔日 1 次，10 次为一个疗程。

阳经选穴：膈俞、脾俞、足三里。阴经选穴：尺泽、地机、三阴交、中脘、气海。针刺方法，两经穴位配合使用，补泻兼施，留针 20 ~ 30 分钟，隔日一次，10 次为一个疗程。

（2）灸法选穴

承浆、意舍、关冲、然谷（《普济方》）；水沟、承浆、金津、玉液、曲池、劳宫、太冲、行间、商丘、然谷、隐白（《神应经》）；承浆、太溪、支正、阳池、照海、肾俞、小肠俞、手足小指尖（《神灸经纶》）。

（3）耳针选穴

①胰、内分泌、肾、三焦、耳迷根、神门、心、肝。针法为轻刺激。每次取 3 ~ 5 穴，留针 20 分钟，隔日一次，10 次为一疗程。

②主穴为胰、胆、肝、肾、缘中、屏间、交感、下屏尖。配穴为三焦、渴点、饥点。根据主证及辨证分型，每次选穴 5 ~ 6 个。针法：捻转法运针 1 分钟，留针 1 ~ 2 小时，留针期间每 30 分钟行针 1 次。隔日一次，两耳交替，10 次为一个疗程。疗效：治疗 25 例，疗后三多症状减轻，血糖、尿糖均明显下降，经统计学处理有显著差异。

治疗糖尿病的单方验方

中国历代用单方验方治疗糖尿病的很多，现选录一部分，供患者选用。

（1）合沉汤：熟地 90g，山萸肉 60g，麦冬 60g，元参 30g，车前子 15g。水煎频饮，适用于肾阴亏虚型糖尿病患者。

（2）引火升阴汤：元参 60g，熟地 30g，麦冬 30g，山萸肉 12g，巴戟天 15g，五味子 6g，肉桂 6g。水煎频饮，适用于阴阳两虚型糖尿病患者。

（3）竹龙散：五灵脂、黑豆各等份，为末，每服 6g，每日 2 次，冬瓜煎汤调服。

（4）三消黄芪甘草汤：黄芪 180g，蜜炙甘草 30g，水煎频饮，适用于气虚为主的糖尿病。

（5）消渴秘方：黄连、花粉、藕汁、人乳汁、生地汁以姜、蜜调和为膏，每次一匙，每日 2 次，适用于阴虚化热型糖尿病。

（6）神仙减水法方：人参、花粉、知母、黄连、苦参、麦门冬、浮萍、白扁豆、黄芪各等份，为末，每服 6g。每日 2 次，适用于气虚为主的糖尿病。

（7）六神汤：莲房、干葛、枇杷叶、瓜蒌根、黄芪、甘草各等份，

每服 12g，每日一次。

（8）引龙汤：元参 90g，肉桂 9g，山萸肉 12g，麦冬 30g，北五味 3g，水煎服，每日一剂，适用于阴阳两虚型糖尿病。

（9）白龙散：寒水石、甘草、葛根各等份为末，每服 6g，浓煎麦冬汤送下，适用于阳明热甚的糖尿病患者。

（10）猪肚丸：黄连 150g，麦冬、知母、花粉各 120g，乌梅 45g，研为末入猪肚内，煮熟捣烂，丸桐子大，每服 100 丸，适用于阴虚化热型糖尿病患者。

（11）瓜蒌粉：瓜蒌根研末，每服 3g，每日 3 次，适用于糖尿病口渴甚者。

（12）麦门冬汤：麦冬、黄连、干冬瓜各 30g 水煎服。适用于阴虚化热型糖尿病患者。

（13）二冬汤：天冬、麦冬各 6g，花粉、黄芩、知母各 3g，人参、甘草各 1.5g，荷叶 3g。水煎服，每日一剂。适用于气阴两虚型糖尿病。

（14）消中渴不止方：浮萍草（干）90g，土瓜根 45g，制成散剂，每剂 6g，牛奶调服。适用于糖尿病口干多饮者。

（15）枸杞汤：枸杞 30g，瓜蒌根、石膏、黄连各 9g，甘草 6g，水煎服。适用于阴虚化热型糖尿病。

（16）白术散：人参、白术、白茯苓、木香、藿香叶、干葛、甘草各 30g，为末，每剂 3 ～ 6g，水煎服，适用于糖尿病腹泻。

（17）人参粉：人参粉 1g。每日 3 次，温开水冲服。适用于老年糖尿病患者气虚明显者，阴虚化热者禁用。

（18）黄芪山药煎：黄芪、山药各 30g，水煎服，每日一剂，适用于糖尿病患者尿糖不降者，对减轻尿糖有一定作用。

（19）生地、黄芪各 30g，山药 90g。水煎服，每日一剂。适用于气阴两虚型糖尿病。

（20）玉米须、积雪草各 30g，水煎代茶饮。适用于一般轻型糖尿病。

以上单方验方主要用于治疗 2 型糖尿病轻度患者，病情严重者仍需配合其他治疗措施。

糖尿病酮症酸中毒怎样使用胰岛素

小剂量胰岛素的优点是：无迟发低血糖和低血钾反应，简单易行，经济有效。

（1）第一阶段。凡患者诊断确定（或血糖大于 16.7mmol/L），开始于静脉滴注的生理盐水或复方氯化钠液体内加入正规胰岛素，剂量按每小时 2 ～ 8U（一般 4 ～ 6U）持续静脉滴注。2 小时后复查血糖，如血糖下降小于滴注前水平的 30%，则将胰岛素量加倍，如下降大于

30% 则按原量继续滴注直到血糖下降到 13.9mmol/L 左右时改为第二阶段治疗。

（2）第二阶段。当血糖降至小于或等于 13.9mmol/L 时，可将原来的生理盐水改为 5% 葡萄糖溶液或 5% 葡萄糖盐水，继续点滴正规胰岛素，葡萄糖与胰岛素之比为 2 ∶ 1 ~ 4 ∶ 1（即每 2 ~ 4g 葡萄糖给 IU 胰岛素），直到血糖降至 11.1mmol/L 左右，酮体阴性，尿糖（+）时可过渡到平时治疗。但在停静脉滴注胰岛素前 1 小时，应皮下注射一次胰岛素（一般 8U）以防血糖回跳。

糖尿病酮症酸中毒怎样补液

（1）补液总量。一般按患者体重的 10%。一般第一日补液量为 3000 ~ 6000ml。

（2）补液的性质。血糖高时（大于 13.9mmol/L）可用生理盐水或复方氯化钠溶液；血糖降至 13.9mmol/L 左右可改为 5% 的葡萄糖溶液或糖盐水。

（3）补液的速度。应视末梢循环、血压、尿量、神志及心血管情况而定。一般入院初 4 小时平均 1500ml（750 ~ 2000ml），前 12 小时补 2500 ~ 3000ml，24 小时补 3000 ~ 6000ml。对于老年有冠心病或糖尿病性心脏病等有心血管病变者补液不宜太多、太快，以免引起肺水肿，可根据中心静脉压而估计补液的量及速度。

糖尿病高渗性昏迷应如何补液

由于严重失水、高渗状态为本症的特点，故迅速补液、扩容、纠正高渗为处理的关键。

（1）补液性质。目前多数主张开始输等渗液，优点是大量等渗液不会引起溶血，有利于恢复血容量和防止因血渗透压下降过快导致脑水肿。具体按以下情况掌握。

①对血压较低、血钠小于150mmol/L者，首先用等渗液以恢复血容量和血压，若血容量恢复血压上升而渗透压仍不下降时再改用低渗液。

②血压正常，血钠大于150mmol/L时，可一开始就用低渗溶液。

③若有休克或收缩压持续低于10.6kPa（80mmHg）时，除开始补等渗液外，应间断输血浆或全血。

（2）补液剂量。一般按患者的失水量相当其体重的10%～12%估计。精确估计患者的失液量比较困难，实际上也不必要。

（3）补液速度。按先快后慢的原则，一般前2小时输

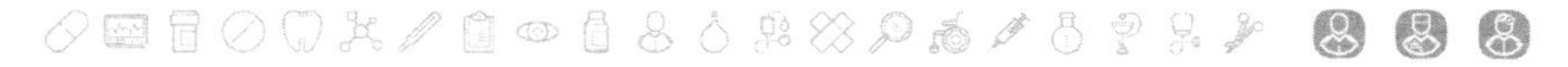

1000 ~ 2000ml，前 4 小时输液量占总失水量的 1/3，以后渐减慢，一般第一日可补给估计失水总量的 1/2 左右。尤其是老年患者以及有冠心病者可根据中心静脉压补液，不宜过快过多。

经输液后血糖降至小于或等于 13.9mmol/L 时，液体可改为 5% 葡萄糖液，若此时血钠仍低于正常时，可用 5% 葡萄糖生理盐水。

另外，糖尿病高渗性昏迷时，胰岛素使用及补钾同糖尿病酮症酸中毒，只是糖尿病高渗性昏迷患者所需胰岛素量比酮症酸中毒患者小。

糖尿病高渗性昏迷预后及预防

（1）预后。糖尿病高渗性昏迷死亡率的高低，在很大程度上取决于早期诊断与合并症的治疗，约 28% 的患者在住院后 48 小时内主要死于高渗。因此高渗状态持续时间越长死亡率越高，而各种合并症特别是感染，是晚期死亡的主要原因。因此对各种合并症从一开始就必须十分重视，特别是感染一开始就应给予大剂量有效的抗生素治疗。

（2）预防措施。由于糖尿病高渗性昏迷即使诊断及时，治疗积极，死亡率仍很高，因此积极预防极为重要。具体措施有以下几项。

①早期发现与严格控制糖尿病。

②防治各种感染、应激、高热、胃肠失水、灼伤等多种情况，以免发生高渗状态。

③注意避免使用使血糖升高的药物如利尿剂、糖皮质激素、盐酸普萘洛尔等，注意各种脱水疗法、高营养流汁、腹膜及血液透析时引起失水。

④对中年以上患者，无论是否有糖尿病史若有以下情况时，就应警惕本症的发生，立即作实验室检查（查血糖、钾、钠、氯、尿素氮、尿糖和酮体、二氧化碳结合力）：有进行性意识障碍和明显脱水表现者；有中枢神经系统症状和体征，如癫痫样抽搐和病理反射阳性者；在感染、心肌梗死、手术等应激情况下出现多尿者；在大量摄取糖或应用某些引起血糖升高的药物后，出现多尿和意识改变者；有水入量不足或失水病史者。

糖尿病伴有高血压时治疗措施

（1）非药物治疗。限制钠盐；肥胖者应减体重；运动如散步有助于血压下降；戒烟。

（2）药物治疗。按舒张压的高低分为轻、中、重度高血压。轻度：舒张压 12.0 ~ 13.8kPa（90 ~ 104mmHg）；中度：舒张压

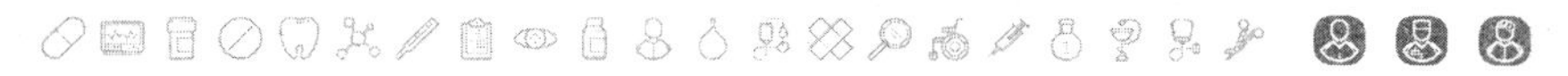

13.9 ~ 15.2kPa（105 ~ 114mmHg）；重度：舒张压大于 15.3kPa（115mmHg）。根据高血压程度以及治疗反应进行阶梯治疗已为国内外普遍接受。

第一阶梯：适用于轻、中度高血压。首选利尿剂，噻嗪类利尿药降压效果肯定。但失钾利尿剂如氢氯噻嗪、呋噻米（速尿）易引起失钾，保钾类利尿药如螺内酯、氨苯喋啶易致血钾过高，有肾功能不全时不宜采用。

第二阶梯：利尿剂加 β 阻滞剂如盐酸普萘洛尔或交感神经阻滞剂利血平、可乐宁或甲基多巴，或钙离子拮抗剂如硝苯地平等。然而盐酸普萘洛尔可延长和抑制低血糖反应，促使心衰，升高甘油三酯，并致哮喘，故糖尿病高血压时不宜选用；利血平易致老年人抑郁症，亦少用；较多用可乐定和硝苯地平。另外甲基多巴可致阳痿，故糖尿病自主神经紊乱时慎用或禁用。

第三阶梯：加血管扩张剂肼苯哒嗪、哌唑嗪或卡托普利等。哌唑嗪易引起体位性低血压，故糖尿病伴有体位性低血压者禁用。血管紧张素转换酶抑制剂卡托普利为一种强有力的降压药，起效迅速，降压效果满意，常用量每日 25 ~ 100mg，肾功能不全者仅需 12.5mg，每日 3 次。

第四阶梯：血管扩张剂米诺地尔或卡托普利。

总之，长期利用利尿剂降压易发生低钾及高血尿酸，并影响糖、脂代谢；交感神经及肾上腺素阻滞剂易引起阳痿、忧郁症、体位性低血压；β 受体阻滞剂延长和抑制低血糖反应干扰糖脂代谢，促进哮喘、心衰发生，故以上降压药糖尿病高血压时不宜选用。临床常用的是钙离子拮抗剂和血管紧张素转换酶抑制剂。钙离子拮抗剂副作用少，但可能因扩血管引起头痛、面部潮红；血管紧张素转换酶抑制剂如卡托普利可使血钾、肌酐升高，故临床应用时均需注意。目前钙离子拮抗剂已有缓解片如苯磺酸氨氯地平(络活喜)每日一次，每次 5 ~ 10mg；血管紧张素转换酶抑制剂也有缓释片，如盐酸贝那普利（洛汀新），每日 10mg，疗效较好，副作用明显降低。

糖尿病伴有高血压时为何不宜使用盐酸普萘洛尔

盐酸普萘洛尔是非选择性 β- 受体阻滞剂降压药物，它具有下列缺点及副作用。

（1）阻滞 β- 受体刺激胰岛素释放可导致血糖升高，甚至引起高渗性非酮症性昏迷。

（2）可减弱交感神经及肾上腺髓质对低血糖反应而掩盖低血糖

症群。

（3）抑制胰高糖素及儿茶酚胺等释放，使肝糖原分解减慢及糖异生减弱，以致延迟低血糖症恢复。

（4）加重低血糖症、加重水钠潴留及心衰。

（5）长期使用还使血脂甘油三酯、胆固醇上升，高密度脂蛋白下降，促进动脉硬化。

（6）可致哮喘，并可减少周围血流，加重周围血管病变。故在糖尿病高血压时不宜选用盐酸普萘洛尔。若糖尿病患者伴有心率快、心绞痛，可选用 $\beta 1$ 阻滞剂阿替洛尔，每日 25 ~ 50mg。若大剂量应用时亦可呈非选择性 β- 阻滞作用，必须慎用。

糖尿病肾病治疗措施

（1）优质低蛋白饮食。在糖尿病肾病早期即开始给予优质低蛋白饮食，合并水肿、高血压者应限钠，予低盐饮食。

（2）有效地控制高血压。高血压不仅加速糖尿病肾小球损害的进展，而且加重糖尿病性视网膜病变。有效地控制高血压可使尿蛋白排出减少，可使肾功能降低的速度减慢，延长患者寿命，当血压大于 18.62/11.97kPa（140/90mmHg）时，应进行降压治疗。

（3）严格控制血糖。临床和实验研究表明，代谢紊乱慢性高血糖，是引起糖尿病微血管病变的主要原因。已证实通过胰岛素皮下持续输注疗法控制血糖，可有效地控制肾病的进展。

（4）积极治疗泌尿系感染。除非不得已，应严禁导尿。

（5）避免使用对肾脏有毒害的药物及造影检查。

（6）对症处理。水肿明显可应用利尿剂，可用螺内酯与噻嗪类药物联合使用。严重顽固浮肿者可用利尿酸钠或呋喃苯胺酸；出现心衰可应用洋地黄治疗；严重低蛋白血症可静脉注射白蛋白及必需氨基酸；严重贫血可少量输血。

（7）抗凝疗法：目前认为糖尿病肾病成因除代谢因素外，还有凝血因素，抗凝疗法往往有效，有报道应用双嘧达莫可减轻糖尿病肾病患者的蛋白尿。

（8）进入尿毒症期可采用透析疗法，包括腹膜透析及血液透析。

（9）肾脏移植。糖尿病患者进行肾脏移植效果较非糖尿病者为差，移植后的生存率及移植肾存活率均较低。

糖尿病视网膜病变的治疗措施

（1）积极控制糖尿病。早期确诊糖尿病，积极采用控制饮食、

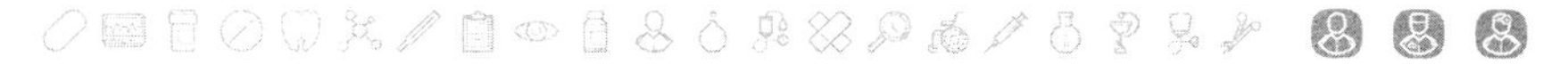

口服降血糖药物、注射胰岛素及适当运动等措施控制糖尿病，是防止、延缓或减轻糖尿病性视网膜病变的重要措施。

（2）药物保守治疗。对早期糖尿病视网膜病变（单纯型）除严格控制糖尿病外，可采用下列药物治疗：抗血小板聚集药，如阿司匹林、双嘧达莫等；抗凝药物，如肝素；促纤溶药物，如尿激酶、链激酶等。

（3）脑垂体手术。一般认为血浆生长激素分泌增多是引起糖尿病性视网膜病变的因素之一，脑垂体切除用甲状腺激素、肾上腺皮质激素及性腺激素治疗后，视网膜病变明显好转。但由于垂体手术治疗后，终生需对垂体机能低下进行替代疗法，因此本法在激光治疗的今天已很少应用。

（4）激光治疗。是一种对症治疗，最初是使用氙激光，目前主要使用氩激光和氪激光。由于氩离子激光光斑小，绿色激光易被血红蛋白吸收，故可直接凝固封闭新生血管、微血管瘤和有荧光渗漏的毛细血管，因而可制止玻璃体出血和视网膜水肿，而不致影响黄斑的功能。一旦发现有增殖性视网膜病变后，激光治疗使部分视网膜血管被激光凝固，剩余的视网膜可以得到较丰富的血氧供应，阻断了引起新生血管的刺激作用，因此有可能阻止视网膜病变的发展。

（5）玻璃体切割术。近年来对于增殖型糖尿病性视网膜病变患者，

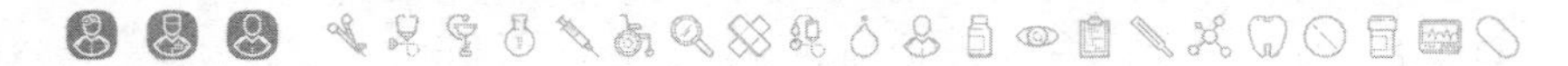

玻璃体内有较多机化物时，视网膜电图正常者，可以切除玻璃体内机化物，以防止牵引性视网膜脱离，适当提高视力。

糖尿病神经病变怎样治疗

（1）严格控制糖尿病是治疗本症的基本原则。近年国外运用胰岛素泵严格控制血糖对神经病变的防治已获较好的疗效。

（2）药物治疗。以往多年试用大量多种 B 族维生素包括维生素 B_1、维生素 B_2、维生素 B_6、维生素 B_{12} 及复合维生素 B 大都无效。近年多选用下列药物治疗：醛糖还原酶抑制剂、肌醇、甲基维生素 B_{12}。

（3）对症治疗。主要有以下几种情况。

①物理疗法。针对麻木及疼痛，可采用温水浴、温热疗法、按摩、针灸治疗，可有一定疗效。

②镇痛剂。常用的有酰胺咪嗪、苯妥英钠、氟奋乃静、阿米替林等。

③止泻剂。鞣酸蛋白、次碳酸铋、中药健脾温肾止泻剂。针灸治疗对糖尿病性腹泻疗效较好。

④神经源性膀胱。可试用耻骨上按摩，每 3 ～ 4 小时鼓励自动小便；较重者给氨甲酰胆碱 0.25mg，皮下注射，有一定疗效；必要时应留置导尿、膀胱冲洗。

⑤胃肠低张状态可予甲氧氯普胺 5 ~ 10mg，每日 3 ~ 4 次。

⑥体位性低血压可予 9α-氟氢化可的松 0.1 ~ 0.3mg，每日一次，起床或起立时应缓慢进行。

⑦阳痿。可肌内注射绒毛膜促性腺激素或睾酮，中药补肾剂有一定疗效。

糖尿病并发闭塞性动脉硬化症怎样防治

（1）积极治疗和控制糖尿病。

（2）对糖尿病患者血管系统定期检查。包括血流图、超声多普勒检查，及早发现隐在的血管病变，及时进行降脂、抗凝和抗动脉硬化治疗。

（3）早期出现间歇性跛行症状者应采取中西医结合治疗。口服双嘧达莫、肠溶阿司匹林；静脉滴注川芎嗪、羟乙基淀粉氯化钠注射液；中药辨证论治以益气养阴、活血化瘀为主。

（4）手术治疗。经血管造影术动脉管腔闭塞严重者，应采取外科血管重建手术治疗，手术方法有：血管旁路移植术、动脉血栓内膜切除术、经皮腔内血管成形术、大网膜移植术和激光化斑术等，以重建动脉通道，增加下肢血液供应。

糖尿病肢端坏疽的治疗原则

（1）采用饮食控制及药物治疗，严格控制糖尿病，使血糖接近正常水平，且避免低血糖的发生。

（2）局部外科处理。坏疽局部清创、敷以抗菌和改善微循环的药物。

（3）抗凝治疗。双嘧达莫、肠溶阿司匹林、中药活血化瘀剂等。

（4）改善微循环。如山莨菪碱的应用。

（5）抗菌治疗。根据细菌培养和药敏试验结果选用相应的抗生素。

（6）其他疗法。给予神经营养剂、补充微量元素锌、高压氧治疗。

（7）截趾和（或）截肢手术。

（8）动脉重建手术。

糖尿病并发感染时怎样防治

（1）积极治疗糖尿病，严格控制血糖，使体内代谢正常或接近正常是治疗感染的最主要的措施。

（2）适当的体育锻炼，能增强体质，提高抗病能力。

（3）注意个人卫生，保持口腔、皮肤、足的卫生，勤刷牙、勤洗澡、勤更衣，饭前便后洗手；及时治疗甲沟炎、鸡眼、胼胝、脚癣、甲癣等感染；妇女应经常保持外阴部清洁；合并末梢神经病变者，避免热水袋引起的烫伤，以减少感染的机会。

（4）合理使用抗生素，抗生素使用应以药敏为指导，根据足量、足够疗程，严重感染者静脉给药、联合用药为原则。不宜长期用药或预防性用药。

（5）必要时配合外科治疗。某些感染如肾脓肿、痈、蜂窝织炎及某些少见感染应配合外科手术治疗。

老年糖尿病怎样治疗

老年糖尿病患者的治疗，既要较好控制糖尿病，又要防止低血糖的发生，具体措施如下。

（1）适当的饮食控制及体育锻炼。对于病情较轻、无症状者主要采取饮食控制及运动锻炼维持正常体重，防止肥胖。饮食中适当进食富含粗纤维的食物，若有高胆固醇血症者须限制高胆固醇类食物。运动锻炼以步行、太极拳、保健操等各种轻度活动为宜，每次活动 30 ~ 50 分钟，每日 2 ~ 3 次，总之运动要循序渐进，量力而行，贵在坚持。

（2）药物治疗。通过较长期饮食控制及运动锻炼治疗后，效果

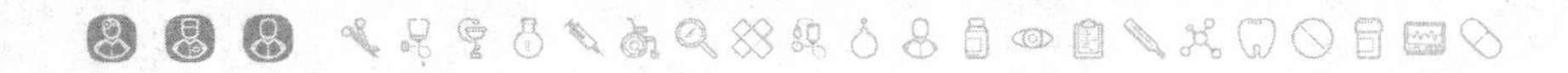

不满意时可加服降血糖药。70岁以下肝肾功能正常，无缺氧性心、肺疾病者，可选用盐酸二甲双胍治疗，每日不超过3片。病情较重者可加服磺脲类降糖药如格列喹酮、格列齐特、格列吡嗪等，也可加服 α- 葡糖苷酶抑制剂如阿卡波糖。磺脲类降糖药尤其是格列本脲降糖作用很强，应慎用，以免发生低血糖。格列喹酮、阿卡波糖降糖作用温和，很少出现低血糖，更适宜老年人。若有蛋白尿者应禁用双胍类降糖药，若有严重的肝肾疾病应停用一切口服降血糖药，改为胰岛素治疗。

（3）防治并发症。力争早期诊断，及时治疗糖尿病，延缓并发症的发生，若出现并发症应采取中西医结合的方法积极治疗，以维持劳动力与延长寿命。

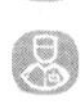

第5章

康复调养

三分治疗七分养，自我保健恢复早

什么是糖尿病的四级防护

糖尿病的四级防护也称糖尿病的四级预防。

一级预防：也称初级预防，最为重要。目的是减少糖尿病的发病率。主要措施是：改变人群中与2型糖尿病发病有关的因素，如过度营养、肥胖、久坐的生活方式和缺少体力活动等；加强对糖尿病高危人群的预防和监护。通过以上努力，降低糖尿病的发病率。

二级预防：目的是早期发现糖尿病并有效地治疗。主要措施是：通过健康查体及早发现糖尿病；对尚未被诊断为糖尿病的高危人群的筛查；对糖耐量减低人群进行运动、饮食治疗，并定期复查血糖、追踪观察。通过以上努力，争取及早发现糖尿病并有效地治疗。

三级预防：目的是减少或延迟糖尿病并发症的发生。主要措施是：对已确诊的糖尿病患者通过糖尿病教育、运动疗法、饮食疗法、药物治疗、血糖监测等综合治疗方法使血糖长期稳定地控制在正常或接近正常水平；减少有害因素如吸烟、饮酒，纠正高血压、高血脂及血液高凝状态。通过以上努力，防止或减少糖尿病并发症的发生。

四级预防：目的是延缓或阻止糖尿病并发症的恶化，减少糖尿病患者的致残和死亡。主要措施是：对已确诊的糖尿病应定期查眼底、尿微量白蛋白、心血管及神经系统功能状态，及早发现并发症，并有效地治疗；对已确诊的糖尿病并发症应采用中西医结合综合治疗，有效地阻止或延缓并发症的恶化，降低糖尿病血管神经并发症严重的致死致残率。

糖尿病患者应如何密切配合治疗

（1）首先要认识到目前糖尿病还不能根治，只能做到有效控制。因此糖尿病的治疗是长期的甚至是终身的。所以糖尿病患者应树立起长期与疾病作斗争的决心，相信随着医学科学技术的发展，总有一天糖尿病会被征服的。

（2）尽管尿糖、血糖已恢复正常，临床症状已消失，也要定期复查治疗，不要自行停止治疗。

（3）长期坚持饮食治疗，在医生指导下应用口服降糖药或胰岛素时，也要配合饮食治疗，千万不要随便放弃饮食控制的措施。

（4）在医生指导下，适量的体力活动对糖尿病的治疗及矫正胖肥是十分有利的。

（5）在治疗过程中，糖尿病患者要善于学习，主动掌握有关防治糖尿病的知识，寻找病情变化及治疗规律。定期复查血糖、尿糖、血脂等化验指标及心血管、眼底、神经及肾脏情况，做到尽量较好地控制病情，防止或延缓各种糖尿病并发症的发生和发展。

糖尿病患者宜练功法

（1）松静功。松静功又名放松功，是古代用于修身养性的一种静坐功法。对老年糖尿病患者尤为适宜。共分为六个步骤。

①准备工作。练功的环境应尽可能选择在安静、空气新鲜之处，室内练功，要通风换气，但不要迎着风向，以防感冒；宽衣松带，解除束缚，无论哪种姿势，都须将纽扣、衣带、鞋带或瘦小的衣服等预先解开，使身体舒适，血液循环畅通；安定情绪，精神愉快。练功前需休息 20 分钟左右，安定心神，若情绪不稳，心情急躁，则杂念纷纭，不易入静，且呼吸不畅。若精神不振，练功则易昏沉入睡，影响疗效。

②摆姿势。姿势端正，易于入静。不论采用哪种姿势，一定要端正，合乎自然。

坐势：应用宽凳子或椅子，高度以使练功者的膝关节弯曲 90 度为宜，头颈和上身坐直，胸部略向前稍俯，不挺胸，臀部向后微凸出，但背不弯不曲。若是盘膝坐，两手相握或两手重叠向上，贴于小腹前或小腿上，姿势端正后，两目微闭，注视鼻尖，口齿微闭。

卧势：仰躺床上，枕头高低以舒适为度，两手放在身两侧，肘臂放松，手指微曲，放于大腿两侧；或两手交叉相握，轻放小腹上，两腿自然平伸，两脚自然分开，两目微闭，口齿轻闭。

站势：身体自然站立，两膝微屈，两脚平行分开同肩宽。臀稍向下坐，劲合于腰髋部。上身保持端正，腰脊放松，肩肘稍向下沉，但不用力。虚腋、曲肘、两臂自然下垂，稍作外撑，掌心向下，五指分开，微作弯曲，意如轻按水上之浮球。

③放松法。放松法是一切功的基本功，主要是消除一切紧张，达到全身肌肉、内脏、血管、神经放松，强调自然舒适，气闭丹田。姿势可采用坐势、站势、卧势等，要求自头上向脚下放松，头部放松，虚灵顶颈（头轻轻顶起之意）；两肩放松，垂肩坠肘；胸部放松内含，腹部放松回收；腰部放松挺直，全身无紧张不适之处，精神放松。

④呼吸法。松静功的呼吸法，采用顺呼吸法，吸气时默念“静”字，呼气时默念“松”字，放松得越好，入静就越快，做到呼吸自然柔和，使气沉丹田（脐下 1.5 寸），即练功家所说的“息息归根”，呼吸是练气功主要环节之一，没有呼吸的锻炼，便没有疗效。每次练功练呼吸 20 ~ 30 分钟即可，否则练呼吸过多，时间过长，易引起偏差。

⑤静坐法。练完呼吸法之后，接着练静坐法，开始时，杂念较多，思想难于集中，用意守丹田，让杂念自来自消，如仍有杂念，

可用听呼吸的方法排除。听，不是听鼻子呼吸的声音，而是将听觉的注意力集中于一呼一吸的下落，至于呼吸的快慢、粗细、深浅都不要去管它，听至杂念完全消失，就是入静了。至于入静的程度因人因病而异，千万不要勉强追求，凡愈想快入静，反而越静不下来，特别在练功初期，不要要求过高，有些人虽未达到理想的静，但实际上也收到一定疗效。

⑥收功法。练完气功后，不要急于起来，要以肚脐为中心，用一只手掌心按在肚脐上，另一只手的掌心贴在这只手的手背上，两手同时以肚脐为中心，由内向外，由小圈到大圈缓缓划圈，左转30圈，稍停，再由外向内，由大圈到小圈，右转30圈，到肚脐处停止收功，然后活动活动身体，也可配合太极拳、八段锦、慢跑等，则收效更大。

（2）内养功。内养功是气功中静功法的一种。它的特点是通过特定的姿势，呼吸的意念调练，以实现形体松适、呼吸调和、意念恬静等要求，从而达到静心宁神，平衡阴阳，调和气血，疏经活络，协调脏腑，防病祛病的作用。具体步骤如下。

①准备工作，同松静功。

②姿势，同松静功。

③注意事项。在练功时形体和神情应放松，顺乎自然。

④闭停式呼吸法。内养功采用闭停式呼吸法，有两种：第一种

叫停闭呼吸法：吸—停—呼；第二种叫停闭式吸法：吸—呼—停。如此循环不已，周而复始地进行呼吸锻炼。在呼吸锻炼时要注意以下几点：第一，呼吸深长、轻细、均匀是调整呼吸的前提。在整个呼吸中，只有细细地吸，才能深长。呼吸要轻，没有声音；要细微，不能粗糙，不然呼吸将会短促、吃力、不能持久。均匀也很重要。检查呼吸轻细情况，一般用耳朵听，以听不到呼吸声响为合适。第二，建立鼻呼鼻吸，气沉丹田。在练呼吸时，要有意识地诱导气体下降的感觉到小腹，不能操之过急，如用劲鼓肚子憋气等，气往往贯不到丹田，膈肌不会下降或下降不深，反而形成胸式呼吸，使练功者易于疲劳，不能坚持锻炼。第三，停闭呼吸法气贯丹田，小腹的膨大，是逐渐练成的，至于膨大的程度，腹肌收缩内凹的深浅，各人不同，不可强求。应逐渐锻炼。

⑤意守丹田。意守丹田是练好气功的重要环节之一，目的是为了思想集中，排除杂念，使心神易于入静，达到所谓稳定安详的半睡眠状态，以使身体各部的机能恢复正常的生理状态。当练呼吸时就意守呼吸，体会呼吸的柔和自然，舒适平稳，达到意气合一，则易入静。为达到入静目的，常用调息中的数息、随息、止息、观息、还息、静息等方法。数息就是默数呼吸的次数；随息是用意识跟随呼吸；止息是把呼吸若有若无地止于丹田部位；观息即内视呼吸，

从鼻孔中细微出入；还息是呼吸全不用意识的方法；静息指呼吸清静缓和，心如清水，清静光明，全无杂念。以上方法中尤以静息法为优。

⑥收功，同松静气功法。

如何应用推拿疗法治疗糖尿病

（1）取穴：胰俞（第八胸椎旁 1.5 寸）、肝俞、胆俞、三阴交、涌泉。

（2）手法：一指禅推法、按法、揉法、滚法、擦法。

（3）操作：患者俯卧位。用一指禅推法沿背部膀胱经自膈俞到脾俞上下往返治疗，重点在胰俞穴，时间约 15 分钟。然后按揉胰俞、肝俞、胆俞、肾俞、三阴交等穴。其中胰俞、三阴交各按揉 3 分钟，肝俞、胆俞、肾俞各按揉 1 分钟。再用轻柔而快速的滚法在背部两侧膀胱经治疗，重点在胰俞穴，时间约 5 分钟。最后直擦督脉及足底涌泉穴，横擦腰部肾俞，均以透热为度。

推拿疗法对轻度 2 型糖尿病患者确有一定疗效，我们在病房常配合中药治疗，收到较好的效果。

糖尿病伴有高血压时如何进行自我推拿

糖尿病伴有高血压时，除药物治疗外，采用简易自我推拿法，对降低血压、缓解症状均有一定作用。具体推拿方法如下。

（1）按揉跷弓穴。用左、右手拇指分别按揉左右侧跷弓穴（近耳根部），方向自上而下，按揉约1分钟。

（2）按揉风池穴。用左右手食、中两指分别按揉两侧风池穴（颈后枕骨下大筋外侧凹陷处），两手同时操作约2分钟。

（3）按拨大筋。用双手中、无名指按拨颈部两条大筋，自上而下，自轻而重，约5分钟。

（4）按揉肩井。用左手中指按揉右侧肩井穴，用右手中指按揉左侧肩井穴，每穴操作2分钟。

（5）按揉前额。用双手四指自额中线向两边按揉前额，时间1～2分钟。

（6）用双手大拇指按太阳穴约1分钟。

（7）以双手拇指自太阳穴分抹至耳朵上部，手法适中，时间2～3分钟。

（8）按摩脘腹。用双手全掌按摩脘腹部，以顺时针方向缓缓按摩，同时配合呼吸运动，约5分钟。

（9）最后用左手按摩足心涌泉穴，右手按摩左足心，以发热为度。睡前以温水洗脚，并保持足部温暖。以上9个动作构成了一套完整的自我推拿法，每次推拿时应依次逐一完成每一个动作，每天可早晚各一次。

对糖尿病孕妇应怎样管理

（1）糖尿病妇女最好在怀孕前把糖尿病控制好，使血糖控制在正常范围。至少要尽快确诊妊娠，及早积极治疗糖尿病，且避免低血糖的发生。孕期葡萄糖耐量检查及早发现糖尿病十分重要。

（2）糖尿病妊娠的饮食。总热量每日每千克标准体重为1.47×10^5～1.67×10^5焦耳，蛋白质每日每千克标准体重为1.5～2g。糖类应大于250g，宜少量多餐，每日以4～6餐为宜，妊娠期体重增加以10～12kg为宜。

（3）血糖控制。糖尿病妊娠中血糖控制要求空腹血糖＜5.8mmol/L，饮后2小时血糖＜7.2mmol/L，糖化血红蛋白＜7%。因磺脲类药物易透过胎盘，有致胎儿畸形的危险，不宜选用。当血糖控制达不到以上标准时应采用多次胰岛素（3～4次）注射治疗，并配合少量多餐。A级糖尿病患者可不用胰岛素治疗，B级到R级患者可用正规胰岛

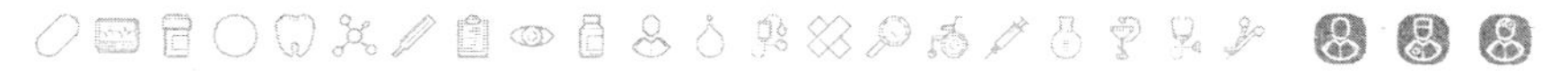

素与鱼精精蛋白锌胰岛素或 NpH 混合液，每日 1 ~ 2 次注射，孕中期（约第 20 周）因胎盘中胰岛素拮抗激素的迅速增长，孕妇的胰岛素敏感性降低，胰岛素需要量增加，应改为正规胰岛素，每日 3 次注射，血糖检测宜每日 4 次（如上午 6 时、11 时，下午 4 时、10 时）。在分娩后，胰岛素需要量显著减少，应及时调整胰岛素用量。

（4）胎儿及胎盘功能监测。在妊娠 13 周，需用超声仪测胎儿大小及有无畸形，定期查胎心及胎儿活动。在妊娠 32 ~ 34 周应开始监护胎盘功能或胎儿成熟情况。胎盘功能测定指标有：24 小时孕尿雌三醇测定、血浆人胎盘泌乳素（HPL）测定等。

胎儿成熟情况可用 B 型超声波示胎位、胎心、胎儿年龄及羊水的多少，测羊水中卵磷脂和神经磷脂比值（L/S）可推测胎儿肺脏成熟程度（糖尿病孕妇宜＞ 3），以上情况有异常时应立即住院，由大夫决定分娩日期与分娩方式。

促使糖尿病加重的因素

（1）急性感染、感冒或合并其他疾病时。

（2）精神紧张、情绪不稳定、恐惧、沮丧或暴怒时。

（3）麻醉、外伤或手术时。

（4）妇女妊娠或月经期。

（5）饮食过多或过食含糖多的食品。

（6）胰岛素及口服降糖药物使用不当。

（7）低血糖频繁发生。

（8）剧烈肌肉活动。

（9）过度劳累。

（10）天气突然变冷。

（11）生活不规律。

（12）失眠。

引起精神紧张的因素及对糖尿病的影响

现代社会生活节奏急速，世事变化不定，是引起精神紧张的主要原因之一。与其他人一样，糖尿病患者在日常生活中会不断遇到令你精神紧张的情形，如交通堵塞或繁忙的电话铃声响个不停，家庭或工作上、人际关系或经济问题遇到困难，以及搬迁引致朋友分离和重新适应新环境，或当失去一位朋友时，你会特别感到无助及情绪不受控制，还有发怒、愤恨、沮丧和闷闷不乐等，都令人情绪不安。

精神紧张时由于肾上腺素及肾上腺皮质激素分泌增多，交感神经的兴奋性增高，因而血糖升高，且脂肪分解加速，血中脂肪酸增多，可产生酮症，从而使糖尿病加重。

控制精神紧张的方法

以下十种方法，有助缓解精神紧张，你可选择最适合自己的方法，在日常生活中试试。

（1）避免精神紧张。

（2）定下生活目标。

（3）确定工作次序。

（4）忙里偷闲。

（5）增强意志力。

（6）思想积极。

（7）培养幽默感。

（8）与人沟通。

（9）处事果断。

（10）别人的支持。

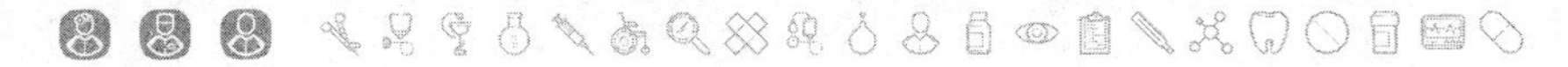

低血糖发作时怎样应急处理

糖尿病患者无法预知何时会发生低血糖，不论在任何时间和地方，如在家中、办公室、大街上、驾车时或在沙滩上等，都有可能发生低血糖反应。一旦低血糖反应发作时，患者应立即放下手中的工作，尽快进食糖类食品或饮料。治疗一般低血糖反应的应急措施是食用含有 15 ~ 20g 葡萄糖的食物或饮料。下列是含有 15 ~ 20g 葡萄糖的食物分量：280 ~ 380mL 可乐，250 ~ 340mL 橙汁，210 ~ 280mL 橙汁汽水，30g 面包，3 ~ 4 片葡萄糖片。进食后宜休息 10 ~ 15 分钟，如 15 分钟后仍感身体不适，可吃些水果、饼干、面包等含糖食物。若低血糖反应持续发作，应立即将患者送往医疗室、急救站、医院进行抢救。

怎样预防低血糖

（1）按时进食，生活规律化。糖尿病患者应按时进餐，不能延迟吃饭。若不得已延迟吃饭，应预先吃些饼干、水果或巧克力等食物。

（2）应在专科医生指导下调整用药。药物用量不能随意增加，须在医师指导下，根据血糖作适当调整。胰岛素应在饭前半小时左右注射，并按时进食，每次注射胰岛素时仔细核对剂量。在从动物胰岛素换用人胰岛素时，根据患者的情况，可将剂量适当减少。

（3）运动量保持恒定。每天的运动时间及运动量基本保持不变。过大量运动前宜适当进食，或适当减少胰岛素的用量。

（4）经常测试血糖。注射胰岛素的患者，应自备血糖仪，保证每天自测血糖，若有低血糖感觉应自测血糖，每次血糖结果应记录下来。

应用胰岛素的患者为何应随身携带糖尿病卡

应用胰岛素治疗的糖尿病患者，当在路途或大街上发生低血糖昏迷时，此时若没有糖尿病卡，别人就不知道你是什么病，也不知如何处理，往往会延误治疗时间，甚至会造成脑组织严重损害。为使糖尿病患者发生低血糖昏迷时能得到及时救治，建议应用胰岛素治疗的糖尿病患者最好带有一张糖尿病卡，上面写有以下内容。

我有糖尿病。

若发现我神志不清，或行为异常，可能是低血糖反应。我若能吞咽，请给我一杯糖水、果汁或其他含糖饮料，若15分钟内尚未恢复，请送我到医院并通知我的亲人。若我昏迷不能吞咽了，切勿喂我食物，并请立刻送我到医院及通知我的亲人。

姓名：________ 电话：________

亲人：________ 电话：________

住址：________ 电话：________

治疗医院：________ 电话：________

病历号码：________

如何预防糖尿病合并症

（1）与医护人员配合，积极治疗糖尿病，使血糖长期控制在正常或接近正常水平。治疗糖尿病的方法有饮食疗法、运动疗法、药物（口服降糖药、中医中药、胰岛素）疗法。具体治疗方案根据病情而定，但是患者与医生密切配合十分重要。

（2）积极治疗高脂血症和高胆固醇血症。长期坚持饮食疗法，少吃动物脂肪，限制富含胆固醇的食物如动物内脏、鱼子、蛋黄等。必要时使用降胆固醇的药物。

（3）适当的运动对降低血糖、血脂，有效地控制体重，预防糖尿病合并症有较好的作用。应长期坚持锻炼。有严重心、肾等并发症者活动应根据具体情况而定。

（4）调整体重。肥胖是长寿之敌，是多种疾病的温床，肥胖与动脉硬化的发生、进展有密切关系，肥胖型糖尿病对胰岛素不敏感。因此良好的调整体重，使之接近标准体重，对良好控制血糖、预防糖尿病血管病变有着十分重要的意义。

（5）伴有高血压时，加服降血压药，有效控制血压。

（6）不吸烟，不饮酒。

（7）建立正确、有规律的糖尿病饮食。

（8）定期进行眼底、心电图、肾脏及神经系统检查，争取早期发现并发症，早期治疗。

糖尿病患者应怎样保护眼睛

目前糖尿病性视网膜病变已成为四大主要致盲疾病之一。因此糖尿病患者应采取下列措施保护眼睛。

（1）积极有效地控制糖尿病，使血糖降至正常或接近正常。

（2）积极治疗高血压。高血压促使糖尿病视网膜病变的发生，且加速其发展。

（3）早期发现眼部并发症。在下列情况下应做眼部全面检查：在确诊糖尿病时就要全面检查眼部，包括测视力、测眼压、查眼底，以后每年复查一次，已有视网膜病变者，应每年复查数次；糖尿病妇女在计划怀孕前12个月内及确定怀孕时应查眼底，以后按照医生要求定期复查；眼压增高，视力下降，已发现视网膜病变，不能解释的眼部症状，增殖性视网膜病变黄斑水肿，都要请眼科医生全面检查。

（4）及时治疗。早期视网膜病变除有效地控制血糖及血压外，采用中医药辨证治疗确有一定作用。出现增殖性视网膜病变及黄斑水肿时可采用激光治疗。出现白内障需手术治疗。

糖尿病患者为何要特别注意个人卫生

糖尿病患者由于体内代谢紊乱，体质弱，抵抗力差，极易合并各种急性和慢性感染。另外，一旦感染，不仅难治，而且使糖尿病

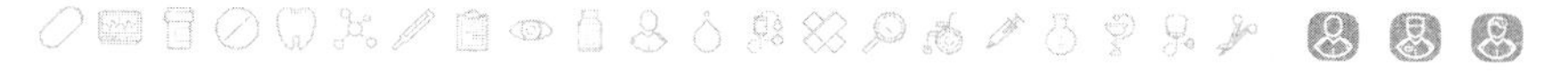

病情更加恶化。因此糖尿病患者要特别注意个人卫生，预防感染。

（1）要勤洗澡，勤换衣，保持皮肤清洁，以防皮肤化脓感染。女性用化妆品也有引起感染的可能，男性刮脸时要小心，以免弄破皮肤造成感染。

（2）注意口腔卫生。糖尿病患者易并发牙周病、口腔霉菌感染，因此要保持口腔卫生，要求做到睡前、早起后刷牙，每次餐后要刷牙漱口。

（3）糖尿病患者易合并泌尿系感染，尤其是女性患者，因此要经常保持外阴清洁，便后及性生活后要求局部清洗，这对预防尿路感染有一定作用。

（4）讲究脚的卫生。糖尿病患者易较早发生动脉硬化，糖尿病患者中足坏疽的发生率比非糖尿病患者高 17 倍。即使足部轻微损伤都会引起感染，发生坏疽，甚者需截肢。因此对每一个糖尿病患者来讲足部的保护都十分重要，足部的卫生如同每天洗脸一样。要求糖尿病患者每天都要检查足部情况，发现有水泡、皮裂、磨伤、鸡眼、胼胝、甲沟炎、甲癣等要及时处理；每天用温水洗脚，脚趾缝之间要洗干净，用柔软吸水强的毛巾擦干，并用羊毛脂涂抹；鞋要大小合脚，最好是皮鞋，袜子要柔软平整合适，趾甲不要剪得太短，应与脚趾相齐；不要赤脚走路；不要用刺激性药物如碘酒、苯酚等。

如何进行血糖自我测试

由于尿糖测定有许多缺点，现在已有越来越多的患者使用血糖监测仪作为血糖监测的主要手段。测试血糖有以下优点。

（1）测试血糖不受肾糖阈变化的影响，较测尿糖更准确。

（2）血糖测试多为全定量的方法，因而更能准确反映体内实际血糖情况。

（3）血糖测试不仅可反映高血糖，而且可反映低血糖，因而更适合注射胰岛素患者及时发现低血糖。

怎样确定血糖自我监测时间表

糖尿病患者需要每天测几次血糖或尿糖，应根据每个患者病情而定，例如在饭后 1 或 2 小时测定血糖，可了解所食食物种类或量对血糖的影响；而测定夜间 2 点或 3 点及早餐前的血糖可了解夜间血糖控制情况，以下原则可供参考。

（1）在下述情况下，测定血糖的次数应在每天 4 次以上：每天注射胰岛素 2 次以上或使用胰岛素泵者，尤其是在调整胰岛素剂量、调换胰岛素种类、改变胰岛素注射时间等情况下；改变饮食计划、运动方案或药物时；血糖控制不稳定者；糖尿病妊娠或妊娠期糖尿病患者；患其他疾病如感染、心肌梗死、中风等；手术前后；老年患者或其他无法察觉低血糖的患者，如严重的神经病变者。

通常，每天测定血糖时间定在早、中、晚三餐前和晚上睡觉前。

有时为能更准确地了解血糖波动情况，在三餐后 2 小时和凌晨 2 点到 4 点之间也应各测血糖一次。当出现血糖过高或低血糖症状者，应随时测定。

（2）如果血糖较为稳定、不用胰岛素即可控制血糖者，不必每天测定血糖，可按上述方法每月抽查 2 ~ 3 天即可。

（3）如果无血糖仪，应该测定尿糖，监测时间表与血糖相似。

第6章

预防保健

运动饮食习惯好，远离疾病活到老

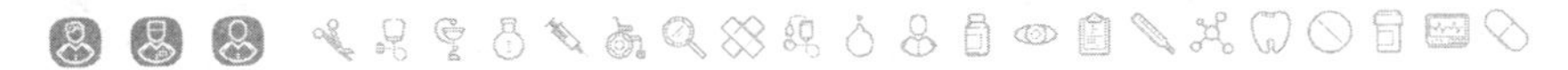

为何在糖尿病治疗中必须重视心理调整

根据心身医学的概念，糖尿病患者的性格和情绪是与糖尿病有关的重要因素，因此在进行内科治疗时必须重视这些因素。在开始治疗时应对患者及其家庭中与疾病有关的因素进行全面了解和评价，了解患者的性格特点和个人生活经历中发生的应激性情况，以及它们在患者个人主观思想上具有怎样的重要意义，因此，糖尿病的治疗除饮食控制和药物外，还必须重视心理调整，帮助患者消除心理紧张刺激，以利于疾病的康复。

为何必须加强糖尿病的教育

进行糖尿病教育是由糖尿病自身特点所决定的：首先，糖尿病是一慢性终身性疾病，需要坚持长期治疗；其次，目前针对糖尿病复杂的病因和发病机制的了解，所采取的治疗措施是综合性的，不可能期望某种单一治疗方法如某个特效药就能达到良好控制的目的；第三，在综合治疗中如控制饮食、坚持运动等都需要患者主动地参与和配合。要想患者能主动进行自我治疗，则必须对患者进行糖尿病教育，让患者充分认识和了解糖尿病及各种治疗的意义，熟悉和掌握有关的治疗技术。

①要让患者了解糖尿病的特点，特别是要让患者充分理解糖尿病目前虽然还不能“根治”，但糖尿病并非不治之症，而是可治和完全可以控制的，使患者既能面对患病现实又树立治疗信心。

②要让患者了解影响其健康和寿命的是糖尿病引起的各种并发症，而控制好糖尿病就能防止并发症的发生和发展。所谓控制好就是要求达到国际糖尿病联盟（IDF）要求的指标，使各项生化指标包括血糖控制到越接近正常越好。在这个认识基础上，再教会患者掌握一些具体的治疗技术，如饮食的调配、运动量的掌握、用药的方法和血糖的自我监测等。据 IDF 调查资料表明，目前半数以上社会公众对糖尿病一无所知，即使是糖尿病患者本人，仍有 50% ~ 80% 对糖尿病也不甚了解，这也是当前必须大力开展糖尿病教育的主要原因。

1996 年 IDF 已将糖尿病教育列为糖尿病五项基本治疗措施（即：饮食治疗、运动治疗、药物治疗、糖尿病教育和自我血糖监测）之一。

糖尿病饮食疗法的原则

糖尿病饮食疗法的原则是“在规定的热量范围内，达到营养平衡的饮食。”为保证营养平衡，糖尿病患者应在规定热量范围内做

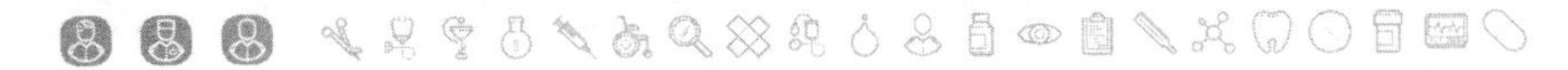

到主食粗细搭配，副食荤素搭配，不挑食，不偏食。

糖尿病患者为何要控制饮食

糖尿病患者由于体内胰岛素绝对或相对不足，若糖尿病患者不控制饮食，而像正常人一样进食，饭后血糖就会升得很高，不仅加重胰岛B细胞的负担，而且长期持续高血糖促使糖尿病多种并发症发生和发展，最终使病情恶化，甚至危及生命，因此每个糖尿病患者，不管病情轻重，不管是否注射胰岛素，都要长期坚持合理的饮食治疗，切不可忽视。

适当的饮食控制，可减轻胰岛B细胞负担，是年老、肥胖而症状不典型的2型糖尿病的主要治疗方法，1型糖尿病及2型重症糖尿病患者，除药物治疗外，更宜严格控制饮食。饮食控制的目的如下。

（1）维持健康，保证儿童的正常生长发育，维持成年人的正常劳动力。

（2）维持正常体重。肥胖者限制总热量的摄入量使体重减低以改善对胰岛素的敏感性。消瘦者提高热量摄入使体重增加以增强对各种传染病的抵抗力。

（3）减轻胰岛负担，使血糖、尿糖、血脂达到或接近正常以防止或延缓心血管等并发症的发生和发展。

饮食治疗对1型和2型糖尿病有什么不同要求

合理的饮食治疗是各种类型糖尿病治疗的基础，但饮食控制对1型糖尿病和2型糖尿病要求重点有所不同。对1型糖尿病患者的要求重点是除饮食的定时、定量和定餐外掌握好胰岛素、饮食与活动量三者之间的相互平衡关系，根据活动量的增减，灵活调整胰岛素、饮食量和餐次。对2型肥胖患者的要求重点是限制饮食中总热量的摄入，使体重减轻以改善胰岛素的敏感性，从而使临床症状改善。

饮食控制是否只控制主食，而副食不加控制

一部分糖尿病患者总认为糖尿病的饮食控制只控制主食，而副食不加控制，这是不对的。当然主食是血糖的主要来源，应该严格控制，但是副食中如肉类、豆类、花生、植物油它们都富含蛋白和脂肪，蛋白质在人体代谢过程中有58%变成葡萄糖，脂肪在人体代谢过程

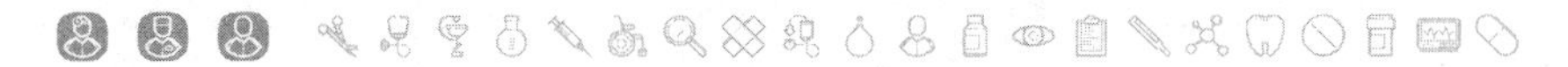

中有10%变成葡萄糖,因此副食不加控制,摄入过多也可使血糖升高。另外，大部分副食含有较多脂肪，产热量很高，如50g花生产生的热量等于100g粮食所产生的热量。所以摄入过多，体重增加，对血糖控制不利。因此饮食控制不仅是主食控制，对副食也应适当控制。笔者在门诊就遇到一位患者，说她饮食控制得很好，每天只吃150g粮食，但是尿糖加号还是不减，并且体重增加。我们详细询问她三餐的饮食情况，她确实每日吃150g主食，但是她吃的鸡蛋、豆腐、花生、瘦肉太多了。后来我们给她解释，饮食控制不仅是控制主食，副食也应适当控制，并把她的主副食进行了调整，病情很快控制。

糖尿病患者为何宜食高纤维素饮食

纤维素是多糖化合物。食物纤维素包括粗纤维、半粗纤维和木质素，有以下作用。

（1）有助于肠内大肠杆菌合成多种维生素。

（2）纤维素比重小，体积大，在胃肠中占据空间较大，使人有饱食感，有利于减肥。

（3）纤维素体积大，进食后可刺激胃肠道，使消化液分泌增多和胃肠道蠕动增强，可防治糖尿病的便秘。

（4）高纤维饮食可通过胃排空延缓、肠转运时间改变、可溶性纤维在肠内形成凝胶等作用而使糖的吸收减慢。亦可通过减少肠激素如抑胃肽或胰升糖素分泌，减少对胰岛B细胞的刺激，减少胰岛素释放与增高周围胰岛素受体敏感性，使葡萄糖代谢加强。

（5）近年研究证明高纤维饮食使1型糖尿病患者单核细胞上胰岛素受体结合增加，从而节省胰岛素的需要量。由此可见，糖尿病患者进食高纤维素饮食，不仅可改善高血糖，减少胰岛素和口服降糖药物的应用剂量，并且有利于减肥，还可防治便秘。

不含纤维素食物有：鸡、鸭、鱼、肉、蛋等；含大量纤维素的食物有：粗粮、麸子、蔬菜、豆类等。因此建议糖尿病患者适当多食用豆类和新鲜蔬菜等富含纤维素的食物。目前国内的植物纤维食品，多是用米糠、麸皮、麦糟、甜菜屑、南瓜、玉米皮及海藻类植物等制成的，对降低血糖、血脂有一定作用。

为何糖尿病饮食要适当限制钠盐

高血压为冠心病的危险因子，多数糖尿病患者伴有高血压和肥胖，进食过多的钠盐不利于高血压的防治，因此糖尿病患者饮食不易太咸，以偏淡为好。一般每日食盐用量在10g（约2小茶匙）以下，约相当于4g钠，糖尿病合并肾病水肿时，钠盐摄入量要更低。

糖尿病患者为何宜食植物油而应少食动物脂肪

通常我们食用的脂肪食物可分两大类，一类是动物性脂肪，如：烹调用的牛油、猪油、羊油等，还有肉、乳、蛋中的脂肪，这类脂肪除鱼油外，含饱和脂肪酸多，可使血清胆固醇升高。另一类是植物油，包括：花生油、豆油、芝麻油、菜籽油、玉米油等，植物油除椰子油外，含不饱和脂肪酸多，有降低血清胆固醇的作用。因此糖尿病患者易食植物油，少食动物脂肪，尽量用植物油取代动物脂肪。既然植物油能降低血清胆固醇，是不是吃得越多就越好呢？不是。相反若大量无限制地食用植物油，会越吃越胖，使糖尿病难于控制。

糖尿病患者为何不宜食用富含胆固醇的食物

胆固醇既不是营养必需物质，也不是体内供能物质，但它对机体却有非常重要的生物功能，它参与许多生物膜的组成，维护各种膜的结构与功能。但是血清胆固醇过高对人体是不利的，可导致动脉粥样硬化引起心血管疾病。糖尿病患者在病情控制不好时常伴有高胆固醇血症，若过食富含胆固醇食物如蛋黄、脑、肝、肺、肾等，将使血清胆固醇更高，促使动脉硬化及心血管疾病的发生和发展。因此，糖尿病患者应限制饮食中胆固醇的摄入量，并且要限制总热量、总脂肪和饱和脂肪酸的摄入量以降低血清胆固醇。一般主张每日胆固醇摄入量应低于300mg，故糖尿病患者应不用或少食富含胆固醇的食物。

糖尿病患者常用的食品包括哪几类

按所含营养素特点，可把糖尿病患者常用食品归纳为以下六类。

Ⅰ类：谷类包括米、面、杂粮、红（绿）豆类、粉皮（条）等。

Ⅱ类：蔬菜类包括甲种蔬菜（含糖1%～3%）、乙种蔬菜（含糖4%～6%）、丙种蔬菜（含糖7%～9%）。

Ⅲ类：水果类。

Ⅳ类：豆、乳类包括干黄（青）豆、豆腐粉、豆浆、牛奶、奶粉等。

Ⅴ类：瘦肉类包括瘦肉、鱼、虾、禽、蛋、豆制品。

Ⅵ类：油、脂类包括烹调油、花生、核桃等坚果。

糖尿病饮食计算需要哪几个步骤，如何计算

（1）糖尿病饮食计算步骤包括以下几项：测身高、体重确定体型；根据体型和劳动强度计算全日总热量；饮食中糖类、脂肪、蛋白质三大营养素分配；安排全天的主副食及食谱。

（2）计算方法如下：测身高、体重。确定患者是肥胖、消瘦还是标准体重。超过标准体重20%以上者为肥胖，低于20%者为消瘦，在±10%以内为正常。

成人标准体重粗算公式：身高（cm）－105=标准体重（kg）

超过或低于标准体重的百分比（%）=（实测体重－标准体重）÷标准体重×100%

糖尿病患者全天的主食量怎样分配

为避免血糖骤然升高，糖尿病患者应强调少食多餐。对于病情稳定的轻型糖尿病患者一日至少保证三餐，切不可一日两餐。三餐

的主食量为早餐1/5，午餐2/5，晚餐2/5，或早中晚各1/3。对注射胰岛素或口服降糖药病情不稳定的患者每日须进食5～6餐。加餐的食物一般是从正餐中匀出的25～50g主食。注射胰岛素的患者常常在上午9～10点、下午3～4点及夜晚临睡前需要加餐，特别上午9点和夜晚临睡前加餐十分重要。一般认为对非重体力劳动者，每日主食最好不宜超过100g，余下的主食可作为加餐用。这样对控制血糖和尿糖是十分有利的。

糖尿病患者每天应食多少碳水化合物

近50年来，糖尿病饮食中碳水化合物的摄入量占总热量的比例逐渐增加，尤其按我国生活习惯，碳水化合物占总热量的50%～60%，糖尿病患者每日可进食200～350g以上。碳水化合物是人体供能的主要成分，若供应充足可以减少体内蛋白质的分解，有利于脂肪合成。另外，碳水化合物是构成机体组织的重要物质，如肝内和肌肉内糖原，体内的糖蛋白、核蛋白、糖脂都含有糖。人体内主要脏器也离不了糖，如在休息状态下脑细胞需要血糖维持正常功能，每日将用去100～150g葡萄糖。主食中如米、面等都含有丰富的碳水化合物，也是植物蛋白质的主要来源，是人体中不可缺少的重要营养素，是供给热能和蛋白质最经济和最迅速的来源，因此对糖尿病的主食不要限制得太低。

临床实践证明，如将患者主食限制过低，使患者处于半饥饿状态，病情反而不能满意控制。当碳水化合物过少体内脂肪蛋白质则分解，若每日摄入碳水化合物少于25g，体内脂肪分解增加，酮体产生增多，若胰岛素不足，酮体不能充分利用，则引起酮症酸中毒。由此可见那种对主食摄入越少越好的说法是不正确的。

一般认为对单纯采用饮食治疗的患者，开始时碳水化合物每日200g，若经治疗后血糖下降，可逐渐增至每日250 ~ 300g；对口服降糖药或注射胰岛素病情不稳定者，碳水化合物控制在200 ~ 250g左右，病情稳定后可增至250 ~ 350g；对老年糖尿病患者碳水化合物不宜超过250g，因某些原因不能进食者，要输入150 ~ 200g葡萄糖以防发生酮症。

糖尿病患者每天应食多少蛋白质

糖尿病患者的蛋白质摄入量因人、因病情不同而不同，一般成人糖尿病蛋白质摄入量按每日每千克体重0.8 ~ 1.2g计算，占总热量的12% ~ 20%，孕妇、乳母、营养不良及伴有肺结核等消耗性疾病者，可酌情增至每日每千克体重1.5g左右，个别可达2g，占总热

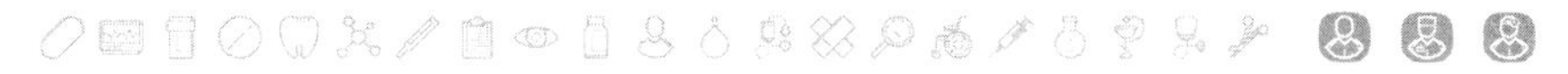

量的20%，儿童糖尿病每日每千克体重2 ~ 4g，同时进食总热量也相应增加。并发糖尿病肾病时，根据病情饮食中蛋白质应减少，并以优质蛋白（动物蛋白）为主，对肾衰有明显氮质血症、尿毒症及肝功能严重损害而濒于肝昏迷的患者应限制蛋白质的摄入。

正常我们食用的蛋白质食物可分两大类，一类是动物蛋白如肉、鸡蛋、鱼、虾、乳等，这类蛋白质生理价值高，利用率好，又称为优质蛋白；一类是植物性蛋白，如大豆、主食中米面内含的蛋白质等，这类蛋白质生理价值不如动物蛋白。因此建议糖尿病患者在一日摄入蛋白质总量中，最好其中有些来自动物食品，因其含有丰富的必需氨基酸，保证了人体营养中蛋白质代谢所需的原料。

糖尿病患者每日应摄取多少脂肪

脂肪摄入量可根据饮食习惯及病情而定，一般每日每千克标准体重0.6 ~ 1.0g，占总热量的20% ~ 30%，折合脂肪约40 ~ 60g，如肥胖患者，尤其有血脂蛋白过高者，或有冠心病等动脉粥样硬化者，脂肪摄入量宜控制在总热量的30%以下。如胆固醇过高或高脂蛋白血症者，每日胆固醇应低于300mg。如甘油三酯过高或为高脂蛋白血症Ⅳ型者宜限制总热量及糖摄入量。如有乳糜微粒血症者亦宜限制总热量及脂肪摄入量。另外在摄入的脂肪中应尽量以植物油代替动物脂肪，以不饱和脂肪酸代替饱和脂肪酸。

糖尿病患者怎样食用营养丰富的豆类食品

豆类食品不仅含有丰富的蛋白质、脂肪、碳水化合物，而且含有多种维生素及矿物质，是糖尿病患者的理想食品。合理食用豆类食品对控制血糖、血脂是有利的。然而不少患者反映豆类食品单调，吃一段时间就腻烦了，不能长时间服用。其实这个问题很好解决，只要经常变换花样，豆类食品则可长食不厌，且营养丰富。下面介绍几种豆类食品的制作。

（1）作为主食食用的豆类食品有：黄豆粥（取黄豆、绿豆、大米各 1/3 煮粥）；绿豆粥；豇豆粥；豌豆粥；小豆粥；黄豆玉米面粥；黄豆玉米面窝头（黄豆面、玉米面各半制作）；小豆米饭；小豆面条；豌豆米饭；豌豆糕等。

（2）作为副食食用的豆类食品有北豆腐、南豆腐、冻豆腐、油豆腐、豆腐丝、豆腐片、豆腐干、豆腐卷、熏干、辣干、香干、素鸡、腐竹、大豆蛋白、豆腐乳等。以上制品又可烹制出多种菜肴：烩豆腐、烧豆腐、煎豆腐、豆腐脑、砂锅豆腐、麻婆豆腐、虾酱豆腐、鱼头豆腐、素什锦、鸡汤烩豆腐、豆腐片炒青椒、豆腐丝炒白菜丝、熏干豆腐炒芹菜、黄豆小菜（黄豆、花生煮熟加盐食用）、黄豆芽、绿豆芽、黑豆芽、赤小豆冬瓜汤、赤小豆排骨汤、豆腐馅饺子等。

糖尿病患者饮食控制感到饥饿怎么办

一方面采用低热量、高容积、含碳水化合物的蔬菜如黄瓜、西红柿、大白菜、油菜、圆白菜、冬瓜、南瓜、菜花、豆芽菜、莴笋等补充解决饥饿，另一方面向患者讲明饮食控制是治疗糖尿病的基础疗法，使患者明确为了治疗糖尿病，应自觉坚持饮食治疗。另外，有的患者介绍食用三合面（玉米面、黄豆面、白面）、二合面（玉米面、黄豆面）制作的窝头比食用白面馒头饥饿感减轻。也有报道糖尿病患者饮食控制感到饥饿时可食用煮熟的南瓜，既可充饥，又可降低血糖。这些措施糖尿病患者不妨试试。

药食两用的家庭常用菜

香菇、苦瓜、洋葱、黄鳝都是大家常吃的菜肴，研究表明它们均有不同程度的降低血糖作用。芹菜具有较好的降压作用，木耳具有较强的活血化瘀作用，两菜对防治动脉粥样硬化也具有一定作用。

（1）芹菜炒香菇。芹菜200g，香菇50g，盐、植物油适量，炒食用。芹菜和香菇营养丰富，味道鲜美，研究表明，芹菜含较多维生素D、钙、磷，具有降压利尿作用，香菇含多种维生素及多种氨基酸，具有降低血糖作用，二者炒食可用于糖尿病伴有高血脂患者。

（2）苦瓜炒肉丝。苦瓜200g，瘦猪肉50g（切丝），盐、植物油、调料适量，炒食用。苦瓜甘苦寒凉、除烦止渴，其成分含蛋白质、糖、钙、磷及少量维生素等，动物及临床研究表明苦瓜有很好的降低血糖作用。与瘦肉炒食适用于阴虚化热型糖尿病，中焦虚寒伴有腹泻者不宜食用。

（3）洋葱炒肉片。洋葱150g，瘦猪肉50g（切片），盐、植物油、调料适量，炒食用。洋葱（葱头）味甘性平具有清热化痰作用，研究表明洋葱具有降低血糖、血脂作用，对防治糖尿病合并心血管病变有益。

（4）红烧黄鳝。大黄鳝鱼一条，洗净去内脏加调料，红烧食用。黄鳝具有降低血糖作用，适用于各型糖尿病患者。

糖尿病患者食疗方

（1）药粥

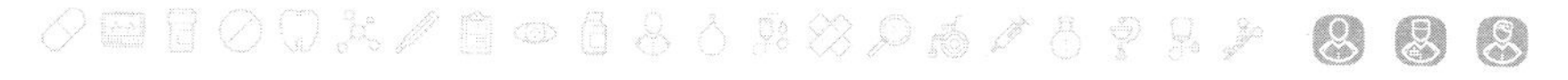

豆腐浆粥：粳米 50g，豆腐浆 500mL，食盐或白糖少许。先煮粳米，后加豆腐浆，至米开花粥稠，分早晚 2 次服用。适用于糖尿病伴高血压、冠心病者，若糖尿病肾病肾衰者不宜服用。

绿豆粥：粳米 50g，绿豆 50g，共煮粥食用。绿豆有降血脂作用，适用于糖尿病伴高血压、冠心病者，若糖尿病肾病肾衰者不宜服用。

赤小豆鱼粥：赤小豆 50g，鲤鱼 1 尾。先煮鱼取汁，后加赤小豆煮烂。适用于糖尿病水肿者。

菠菜粥：菠菜 100 ~ 150g，粳米 50g，煮粥食用。适用于糖尿病阴虚化热型。便溏腹泻者禁服。

芹菜粥：新鲜芹菜 60 ~ 100g，切碎，粳米 100g，煮粥服用。适用于糖尿病合并高血压者。

木耳粥：黑木耳 30g，粳米 100g，大枣 3 枚。先浸泡木耳，将粳米、大枣煮熟后加木耳，煮粥食。适用于糖尿病血管病变者，常食木耳可以减少和预防心脏病的发作。木耳有破血作用，糖尿病孕妇慎用。

萝卜粥：新鲜白萝卜适量，粳米 50g，煮粥服用。适用于糖尿病痰气互结者。

山药粥：生山药 60g，大米 60g。先煮米为粥，山药为糊，酥油蜜炒合凝，用匙揉碎，放入粥内食用。适用于糖尿病脾肾气虚、腰酸乏力、便泄者。

胡萝卜粥：新鲜胡萝卜 50g、粳米 100g，煮粥服用，适用于糖尿病合并高血压者。胡萝卜中琥珀酸钾盐有降压作用。

冬瓜鸭粥（验方）：冬瓜一个，光鸭一只，大米 200g，香菇 10 个，陈皮 3g。先将光鸭于油锅煎爆至香，用葱、姜调味，入粥煮烂捞起切片。食鸭服粥。适用于糖尿病合并高血压者。

槐花粥（验方）：干槐花 30g 或鲜品 50g，大米 50g，煮粥服用。适用于糖尿病合并高血压、中风患者。槐花可扩张冠状动脉，防治动脉硬化，常服用有预防中风作用。

菊花粥（《老老恒言》）：秋菊烘干研末，先以粳米 100g 煮粥。调入菊花末 10g，稍煮一二沸即可服用。适用于糖尿病视物昏花者。菊花清肝明目，临床用于防治高血压、冠心病、高脂血症。

玉米粉粥（《食物疗法》）：粳米 50 ~ 100g，加水煮至米开花后，调入玉米粉 30g（新鲜玉米粉），稍煮片刻服用。适用于各种糖尿病患者。玉米含蛋白质、脂肪、糖类、维生素和矿物质，玉米油是一种富含多个不饱和脂肪酸的油脂，是一种胆固醇吸收抑制剂。

荔枝粥（《泉州本草》）：荔枝 5 ~ 7 个，粳米 50g，水适量煮粥服用。适用于 2 型糖尿病者。

葛根粉粥（《太平圣惠方》）：葛根粉 30g，粳米 50g，共煮粥服用。适用于老年人糖尿病，或伴有高血压、冠心病者。葛根含黄酮类，

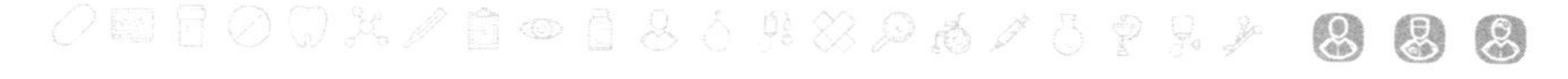

具有解热、降血脂、降低血糖作用。

生地黄粥（《月瞿仙神隐》）：鲜生地 150g 洗净捣烂取汁，先煮粳米 50g 为粥，再加入生地汁，稍煮服用。适用于气阴两虚型糖尿病者。

杞子粥：枸杞子 15 ~ 20g，糯米 50g，煮粥服用。适用于糖尿病肝肾阴虚者。

葫芦粥（经验方）：陈葫芦（炒存性）10g，粳米 50g，煮粥服用，适用于糖尿病水肿者。

天花粉粥（《千金方》）：花粉 30g，温水浸泡 2 小时，加水 200mL，煎至 100mL，入粳米 50g 煮粥服用。适用糖尿病口渴明显者，糖尿病孕妇禁用。

韭子粥（《千金翼方》）：韭菜子 10g 炒熟，粳米 50g，煮粥服用，适用于糖尿病性阳痿患者。

（2）食疗菜肴与药膳

苦瓜：清热解毒，除烦止渴，动物实验表明苦瓜有明显降低血糖作用。糖尿病脾胃虚寒者不宜服用。

南瓜：具有降低血糖、血脂作用。国内外临床研究表明，南瓜粉对轻型糖尿病确有疗效。可将南瓜烘干研粉，每次 5g，每日 3 次，也可用鲜南瓜 250g 煮熟食用，既充饥又可降低血糖。

洋葱（葱头）：味淡性平，具有降低血糖作用，可用洋葱50 ~ 100g水煎服，也可作菜食用。

田螺：具有一定降血糖作用，大田螺10 ~ 20个，盐、姜、葱少许，煮熟食螺饮汤。

鳕鱼：鳕鱼胰腺含有丰富的胰岛素，可炖食。适用于各型糖尿病患者。

蚕蛹：洗净后用植物油炒，或煎成汤剂。适用于各型糖尿病患者。

海参：洗净炒食可用于各型糖尿病。

黄鳝：具有一定降糖作用。用黄鳝制作的药膳有：参蒸鳝段、内金鳝鱼、烩鳝鱼丝、归参鱼鳝、翠皮爆鳝丝等均可选用。

蚌肉苦瓜汤：苦瓜250g，蚌肉100g，共煮汤，加油、盐调味，熟后喝汤吃苦瓜蚌肉。适用于轻型糖尿病。

玉米须煲瘦猪肉：玉米须30g，瘦猪肉100g，煮熟饮汤食肉，适用于一般糖尿病患者。

枸杞子蒸鸡：枸杞子15g，母鸡1只，加料酒、姜、葱、调料，共煮熟食枸杞子、鸡肉，饮汤。适用于糖尿病肾气虚弱者。

苦瓜焖鸡翅：苦瓜250g，鸡翅膀1对，姜汁、黄酒、调料、植物油适量，先炒鸡翅膀，后入苦瓜、调料，熟后食肉饮汤。

沙参玉竹煲老鸭：沙参30 ~ 50g，玉竹30g，老雄鸭一只，葱、姜、盐少许，焖煮熟后食肉，饮汤。适用于中老年糖尿病。

清蒸茶鲫鱼：鲫鱼500g，绿茶20g左右，蒸熟，淡食鱼肉。适用于糖尿病。

萝卜煲鲍鱼：干鲍鱼20g，鲜萝卜250g，加水煲熟，食肉饮汤。适用于一般糖尿病患者。

清炖甲鱼：活甲鱼500g，葱、姜、笋片、酒适量，炖熟饮汤。适用于老年糖尿病肾阴不足患者。

韭菜煮蛤蜊肉：韭菜250g，蛤蜊肉250g，料酒、姜、盐少许，煮熟饮汤食肉，适用于糖尿病肾阴不足者。

玉米须炖龟：玉米须100g，乌龟1只，葱、盐、料酒适量，炖熟食肉饮汤。适用于一般糖尿病患者。

玉米须炖蚌肉：玉米须100g，蚌肉150g，盐、葱、料酒适量。炖熟食肉饮汤，适用于一般糖尿病患者。

鲜蘑炒豌豆：鲜口蘑100g，鲜嫩豌豆150g，植物油、盐少许。适用于各型糖尿患者。

其他：素炒豌豆、素炒豆芽菜、素炒冬瓜、素炒菠菜、炒绿豆芽、香干丝炒芹菜、冬菇烧白菜等均适宜糖尿病食用。

（3）汤类、饮料

冬瓜瓤汤：冬瓜瓤（干品）30g水煎代茶饮。

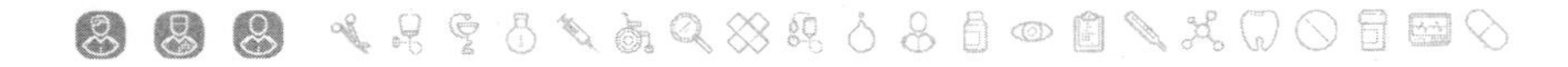

葫芦汤：鲜葫芦 60g，或干品 30g，水煎饮汤。适用于糖尿病皮肤疖肿。

赤小豆冬瓜汤：赤小豆、冬瓜适量煎汤。适用于糖尿病皮肤疖肿。

糯米桑皮汤：爆糯米花 30g，桑白皮 30g，水煎服。适用于糖尿病口渴多饮者。

菠菜银耳汤：鲜菠菜根 150 ~ 200g，银耳 20g，饮汤食银耳，适用于糖尿病大便秘结者。

兔肉汤：兔 1 只，盐调料，煮熟食肉饮汤。

鸽肉银耳汤：白鸽半只，银耳 15g，煮熟食肉饮汤。适用于各型糖尿病。

鸽肉山药玉竹汤：白鸽 1 只，山药 30g，玉竹 20g，共煮熟食肉饮汤。适用于阴虚型糖尿病。

猪胰汤：猪胰一个，黄芪 60g，山药 120g，水煎汤，食猪胰，饮汤。猪胰子焙干研末，每次 6 ~ 9g，每日 3 次。适用于各型糖尿病。

双耳汤：白木耳、黑木耳各 10g，冰糖少许，白木耳、黑木耳洗净加清水蒸至木耳熟烂，食木耳饮汤。适用于糖尿病患者眼底出血症。

菊槐绿茶饮：菊花、槐花、绿茶各 3g，沸水冲泡饮用。适用于糖尿病伴高血压患者。

苦瓜茶饮：鲜苦瓜一个，绿茶适量，温水冲泡。适用于轻型糖尿病。

消渴茶：麦冬、玉竹各15g，黄芪、通草各100g，茯苓、干姜、葛根、桑白皮各50g，牛蒡根150g，干生地、枸杞根、银花藤、薏苡仁各30g，菝葜24g，共研末制成药饼，每个15g，每取一个放火上令香熟勿焦，研末代茶饮。

地骨皮露：地骨皮300g，为细末，用蒸馏方法，成露1500g，每次服60g，一日2次。

消渴速溶饮：鲜冬瓜皮和西瓜皮各1000g，白糖适量，瓜蒌根250g。瓜皮切薄片，瓜蒌根捣碎水泡，放锅内水适量煮1小时，捞去渣再以小火继续加煎煮浓缩，至稠黏停火，待温，加白糖粉，把煎液吸净、拌匀、晒干、压碎，每次10g，以沸水冲化，频饮代茶。适用于各型糖尿病。

消渴茶：鲜柿叶适量洗净，煎水代茶。

白萝卜汁：白萝卜1000g，洗净捣烂，纱布包绞汁，每次50mL，每日3次。

鲜李汁：鲜熟李子适量，切碎绞汁，每次1汤匙，一日3次。

乌梅茶：乌梅15g，沸水冲泡代茶饮。

黄精枸杞茶：黄精15g，枸杞10g，绿茶3g，温开水冲泡代茶饮。

鲜生地露：鲜生地500g，切成小块，制露1000g，每服100g，具有滋肾养阴、生津止渴作用。

麦冬茶：麦冬、党参、北沙参、玉竹、花粉各9g，乌梅、知母、甘草各6g，共为细末，每服1剂，白开水冲，代茶饮。

生津茶：青果5个，金石斛、甘菊、竹茹各6g，麦冬、桑叶各6g，鲜藕10片，黄梨（去皮）2个，荸荠（去皮）5个，鲜芦根（切碎）2支，上药共为粗末，每日一剂，水煎代茶饮。

体育锻炼对糖尿病有什么益处

（1）适当的体育锻炼，使人心情舒畅，有益于身心健康。长期运动可促进新陈代谢，增强体质，改善肌糖原的氧化代谢及心血管功能，使最大摄氧量增加，减少糖尿病的心血管并发症。

（2）运动可使肥胖患者体重减轻。2型糖尿病患者大多肥胖，对胰岛素不敏感。通过体育锻炼，使体重下降，胰岛素受体数上升，对胰岛素的敏感性提高，可以降低胰岛素的用量。

（3）运动可促进葡萄糖透入肌肉细胞，促使肌肉和组织对糖的利用，从而降低血糖、减少尿糖，并减少胰岛素的需要量。

（4）运动还可使肌肉更多地利用脂肪酸，降低血清甘油三酯、极低密度脂蛋白和低密度脂蛋白胆固醇，提高高密度脂蛋白胆固醇，增强脂蛋白酶活性，有利于预防冠心病、脑动脉硬化等并发症的发生。

（5）运动可降低高血压，增加血管的弹性，对于糖尿病合并高血压有一定防治作用，尤其是轻中度的高血压。

（6）运动可使心肺功能得到锻炼，运动时循环及呼吸功能加强，并能强壮身体，因而，可以对糖尿病并发症的发生起一定的预防作用。

（7）运动可预防骨质疏松。随着年龄的增加，老年人以及女性绝经以后常常会出现骨质疏松，而糖尿病又会使骨质疏松加重，但运动可以有效预防骨质疏松。

（8）运动还可以陶冶情操，培养生活情趣，放松紧张情绪，提高生活质量。

总之，适当的体育锻炼，能促进新陈代谢，降低血糖、血脂，并可增加人体对胰岛素的敏感性，对糖尿病是十分有益的，希望糖尿病患者要坚持体育锻炼，持之以恒。

糖尿病患者在什么情况下不能进行体育锻炼

（1）并发急性感染，活动性肺结核患者。

（2）合并严重心、肾并发症，酮症酸中毒者。

（3）重型糖尿病患者，在清晨没有注射胰岛素时不要进行体育锻炼，以防发生酮症。

（4）应用胰岛素治疗的患者，在胰岛素发挥作用最强的时刻，如上午 11 时不要进行体育锻炼，以防发生低血糖。

（5）在注射胰岛素后吃饭以前也要避免体育活动，以防低血糖发生。

糖尿病患者怎样选择体育运动方式

糖尿病患者体育锻炼的方式可有多种多样，如散步、步行、跑步、骑自行车、广播体操、各种健身操、太极拳、游泳、滑雪、划船及球类活动等。糖尿病患者可根据病情及自己的爱好选择。其中步行最安全，最可行，最易坚持，是糖尿病患者首选的运动方式。

不同的运动方式，所消耗的能量也不同。如步行 30 分钟约消耗能量 4.19×10^5 焦耳（100 千卡）；快步走 1 小时约消耗能量 1.26×10^5 焦耳（300 千卡）；骑自行车 1 小时约消耗 1.26×10^5 焦耳；游泳 1 小时约消耗 1.26×10^5 焦耳；跳舞 1 小时约消耗 1.38×10^5 焦耳（330 千卡）；球类活动、滑雪 1 小时消耗 1.67×10^6 ~ 2.09×10^6 焦耳（500 ~ 600 千卡）；划船 1 小时消耗能量约 4.19×10^6（1000 千卡）甚至更多。

选择你喜爱的运动，只有如此，你才能持久地坚持运动而不会

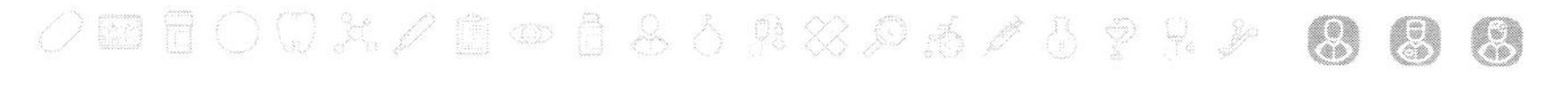

间断。运动的方式可以多种多样，与自己的家人一起打网球、羽毛球、篮球、乒乓球，或与情趣相投的朋友一起玩保龄球、门球，或者是在悠扬的音乐中翩翩起舞，在清晨的朝阳下缓缓跑步等等。对于许多老年糖尿病患者来说，散步是一项合适的运动方式，尤其在进食后，所以民谚说“饭后百步走，活到九十九”。对于以往没有运动习惯的患者来说，散步更易接受。散步简便易行，不需要特殊的设备和技术，而且不受场地和时间的限制，在你上班、购物和访友的路上，随时随地都可以以步代车，达到锻炼的目的。同时散步时与朋友或家人交谈，还可以交流感情，心情宽松，可谓一举数得。运动不单单可在运动场地上进行，还可随时随地进行，故不是一种额外的负担。只要消耗一定能量，能强身健体，就达到了运动的目的。因此，种菜、养花、买菜、扫地等家务劳动，以及工作中的体力劳动，甚至与子孙相戏，都是很好的活动。

怎样确定运动的强度

糖尿病患者的运动强度要有一定的限制，既不能盲目地大量运动，也不能运动量过小起不到锻炼身体的效果。坚持经常锻炼，至少每周 3 次以上。每次运动的时间不少于 20 ～ 30 分钟，一般不超过 1 小时，包括运动前准备活动及运动后恢复动作。运动强度可以根据下面方法计算：确定最大安全运动心率 =220 —年龄。一般情况下，要求运动时的心率达最大安全运动心率的 60% ~ 70%，这将由医生来决定。为安全起见，开始阶段，宜达到最大心率的 50%，如情况良好，可逐渐增加，以身体能耐受、无不良反应、达到锻炼目的为度。例如，一位糖尿病患者 60 岁，他的最大安全心率是每分钟 160 次，医生要求他运动时的心率为最大安全心率的 50%，则开始阶段运动时的心率应维持在每分钟 80 次。

怎样确保运动的安全

（1）定时定量。运动的时间最好相对固定，饭后 1 小时左右参加运动较为合适，因为此时血糖相对较高，运动时不易发生低血糖；运动强度应相对固定，切忌运动量忽高忽低。

（2）按时测血糖。因为运动时血糖降低易出现低血糖，而血糖过高又会加重病情，因此保证血糖相对稳定非常重要，所以要求有血糖仪的患者，应能做到运动前后各测一次血糖。

（3）随身携带糖尿病卡。你可以在医生处领到，也可以自己制作。卡片上应有你的姓名、年龄、家庭地址及电话号码，并写明你是糖

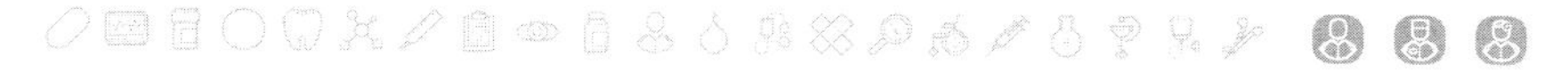

尿病患者，如果出现意外其他人如何处理，现在使用的胰岛素或口服降糖药的剂量是多少等。卡片应放在易发现的地方，如钱包内或项链的挂件上。

（4）随身携带零钱。以便在你感觉不舒服或需要帮助时，能通过电话与家人联系。

（5）随身携带糖果等。如水果糖、巧克力，或糖尿病专用葡萄糖片（可以在医院或药房内买到），当血糖较低时及时服下就可以避免低血糖发生。

（6）每天检查双脚。因为患糖尿病时双脚是最易受伤害的部位，而运动时也最易伤害双脚，因此每天坚持洗脚并细心检查以便及时发现感染、红肿、青紫、水（或血）泡等。

（7）尽量避开恶劣天气，不要在酷暑及炎热的阳光下或严冬凛冽的寒风中运动。

（8）运动中如果出现腿痛、胸痛，或胸闷，应立即停止运动，原地休息，并尽快到附近医院就诊。

糖尿病患者应怎样运动

（1）运动前的准备要充分

①首先，应到医院做一次全面的检查，包括血糖、糖基化血红蛋白（或果糖胺）、血压、心电图、眼底、肾功能、心功能和神经系统检查。如果年龄已经超过 40 岁，最好作运动激发试验后的心电图，以判断心功能是否适合运动。

②要与医生共同讨论目前的病情是否适合运动、运动量多大最合适、哪种运动更适合、运动中应该注意什么等。

③选择合脚的运动鞋和棉袜，特别注意鞋的密闭性和通气性，既不能进去沙、石子之类的东西，又能保证通气。

④要察看进行运动的场地，地面要平整，如果是在马路上进行，要避免车流拥挤的道路，运动时最好有其他人一起在运动，让他们知道你是一位糖尿病患者，如果出现意外情况如何处理。

（2）运动要循序渐进，运动时要遵守三部曲

①运动前热身。在你正式运动前先做 15 分钟左右的热身运动，这样可以使肌肉先活动起来，避免运动时肌肉拉伤。例如，在跑步或快走前先缓缓地伸腰、踢腿，然后慢走 10 分钟左右，再逐渐加快步伐，一直到心率达到要求频率。

②运动过程。在整个运动过程中，肌肉需要更多的氧气和葡萄糖的供应，因此血液循环加速、心跳加快、呼吸加深，小血管扩张，从而保证氧气和葡萄糖的供应，一般情况下应保持运动 20 ~ 30 分钟。

但当你刚刚开始运动计划时，可以先保持运动 5 ~ 10 分钟，然后逐渐加量，一般在 1 ~ 2 个月内将运动时间延长到 20 ~ 30 分钟。

③恢复过程。运动即将结束时，最好再做 10 分钟左右的恢复运动，而不要突然停止。例如，当你慢跑 20 分钟后，再逐渐改为快走、慢走，渐渐放慢步伐，然后伸伸腰、压压腿，再坐下休息。

哪些中草药具有降血糖作用

（1）具有降血糖作用的中草药

人参：人参治疗糖尿病不仅可改善一般症状如乏力、口渴、虚弱等，且能降低血糖及尿糖。适用于轻、中型糖尿病患者，中医辨证肾虚、气阴虚者疗效更好，阴虚燥热者不宜服用。

黄芪：药理研究具有加强心肌收缩力、舒张冠状血管、降低血压、保护肝细胞、降低血糖作用。临床常用黄芪配合滋阴药如生地、元参、麦冬等治疗糖尿病。

生地、熟地：药理研究具有降低血糖作用，并能抑制实验性高血糖。地黄的降糖成分为地黄素。

玄参：具有降压、降低血糖作用，动物试验表明玄参流浸膏可使正常家兔的血糖下降。

黄精：其成分为黏液质、淀粉及糖等。具有抗脂肪肝、降低血糖及降压作用，并能降脂、具有防止动脉粥样硬化的作用。

枸杞：具有降低血糖、降压及抗脂肪肝作用。

地骨皮：药理研究具有明显的降压及降低血糖作用。给家兔灌服地骨皮煎剂，先使血糖短时间升高，然后持久降低，4 ~ 8 小时后尚未恢复。

葛根：葛根中提取的黄酮能增加脑及冠状血管流量，血管阻力降低，具有降压作用。葛根素可使四氧嘧啶性糖尿病鼠血糖明显下降，降糖作用持久。

黄连：据临床报道，黄连素治疗糖尿病可使血糖明显降低。

桑白皮、桑椹、天花粉、五倍子：尤其是桑白皮降糖作用更为明显。

苦瓜：苦瓜粗提物具有显著的降低血糖作用，放射免疫法测定苦瓜提取物与胰岛素受体、胰岛素抗体均有明显的结合反应，表明它与胰岛素有共同的抗原性和生物活性。苦瓜粗提物有类似胰岛素的作用。

番石榴：番石榴叶有效成分为黄酮甙，有促进胰岛素与靶细胞膜上专一受体结合的作用，能调整糖、脂代谢，有降糖作用，并有一定的降压、降脂作用。

其他：知母、苍耳子提取物、长春花生物碱、零陵香、仙人掌、海南蒲桃、宁夏枸杞（根）、虎杖、篱天剑、紫杉（叶）、龙芽、木忽木（皮）、玉竹、苍术、六味地黄丸、八味地黄丸、白虎加人参汤、玉泉丸、玉液汤等经临床及动物实验研究表明都有较好的降低血糖作用。

（2）中医治疗糖尿病常用的中草药

益气药：人参、党参、黄芪、太子参、甘草、白术、山药、扁豆、黄精等。

滋阴药：生地、元参、麦冬、熟地、玉竹、天门冬、五味子、山萸肉、枸杞子、石斛、女贞子、沙参、桑椹等。

清热药：生石膏、知母、寒水石、花粉、栀子、芦根、西瓜皮、地骨皮、黄连、黄芩、大黄、银花、连翘、青葙子、谷精草、丹皮、葛根。

补阳药：鹿茸、仙茅、肉苁蓉、仙灵脾、肉桂、附子、狗脊、巴戟天、补骨脂、益智仁、菟丝子、韭子等。

健脾化湿药：白术、苍术、茯苓、猪苓、泽泻、藿香、佩兰、苡米、车前子、玉米须、瞿麦、石韦、茵陈等。

理气活血药：柴胡、枳壳（实）、木香、乌药、川楝子、檀香、香橼皮、荔枝核、厚朴、当归、丹参、赤芍、川芎、益母草、桃仁、红花、泽兰、鸡血藤、刘寄奴、鬼箭羽、虎杖、茜草、元胡、五灵脂、三棱、莪术等。

止血药：大小蓟、三七粉、侧柏叶、生地榆、槐花、藕节、蒲黄、仙鹤草等。

其他：瓜蒌、半夏、竹茹、桑白皮、葶苈子等。

糖尿病肾病患者的饮食注意事项

近年认为长期摄取过多的蛋白质饮食是引起糖尿病肾病的一种危险因素，故主张糖尿病肾病应长期摄取优质低蛋白饮食。在早期糖尿病肾病，肾功能正常者可予优质蛋白（动物蛋白）每日0.8g/kg体重，肾功能衰竭尿毒症期，优质蛋白每日0.5g/kg体重。若严重低蛋白血症可静脉滴注人体白蛋白及必需氨基酸。另外，糖尿病肾病多伴有高血压，后期可伴有水肿及心力衰竭，故糖尿病肾病应进低盐饮食，每日钠盐最好低于2g，但无盐的饮食十分难吃，临床上常难做到。

妊娠期糖尿病饮食应怎样管理

妊娠期糖尿病妇女饮食中三大营养物质（即碳水化合物、蛋白质和脂肪）的比例与其他类型糖尿病饮食结构相似，但又有所不同。

（1）碳水化合物

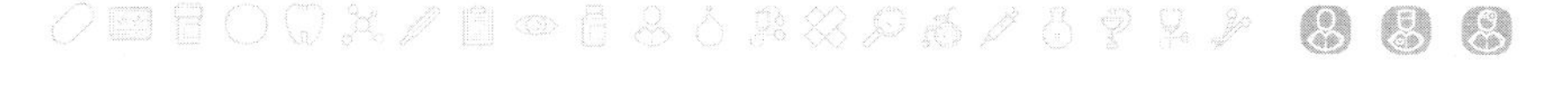

①仍以五谷、根茎及豆类为主要来源，尤其是含纤维素较高的燕麦片、糙米和全麦面包更佳。

②水果中的草莓、菠萝和猕猴桃等因可溶性纤维、维生素和矿物质含量高，应优先选用。但香蕉、甘蔗、龙眼和葡萄等含糖量较高故不宜多吃。

③绿叶蔬菜因能提供大量维生素、矿物质和粗纤维，既能调剂孕妇的口味，适应孕妇的饮食习惯，又因含糖量低，故可不限量进食。

④食糖、蜂蜜、巧克力、甜点等双糖、单糖食物应尽量避免。

（2）蛋白质

妊娠时蛋白质量一定要满足，因为蛋白质不仅是维持子宫和胎盘正常发育的重要营养物质，而且对胎儿的正常发育也非常重要。食物中蛋白质的最好来源是牛奶、乳制品、禽蛋、鱼和豆制品。

（3）矿物质

①铁。需比非妊娠妇女多吃一些含铁高的食物，如动物的肝脏。这是因为，铁是主要的造血物质。妊娠时母亲需要更多补充铁，而胎儿也需要在肝脏内储存更多的铁，以便在出生后离开母亲时，在不能及时得到足够的铁补充时，能自身造血用。

②钙。每天应能保证1200mg钙的补充，因为钙对胎儿骨骼的发育非常重要，牛奶是钙的主要来源，如果因对牛奶过敏而不能喝牛

奶时，应询问医生，获得帮助，可在医生指导下服用钙片。

（4）维生素

①维生素 D。妊娠时需要量增加，有条件时可饮用加入维生素 D 的牛奶，或更为简单的方法是每天在阳光下散步。

②叶酸。妊娠时需要量比平时增加 2 倍，因此应多吃一些含叶酸较多而对血糖影响较小的食物，如绿叶青菜（如菠菜和甘蓝菜）、豆类、动物肝脏、橙和全麦面粉等。

③维生素 C、B 族维生素。需要量仅轻微增加，且在许多食物中有相当大的含量，因而一般不会缺乏，没必要特别供应。

（5）妊娠期糖尿病不应大量进食的食物

①咖啡因。在我们日常所喝的咖啡、茶和含苏打的饮料中含有大量咖啡因，咖啡因对心脏及中枢神经系统都有刺激作用，因此在妊娠时应尽量减少饮用。

②酒精饮料。妊娠妇女饮酒将会对胎儿发育及出生后的智力造成不良影响，而且酒精对糖尿病的控制也不利，因此妊娠期糖尿病妇女戒酒非常必要。

另外，香烟对身体有百害而无一益，戒烟对母亲及胎儿的健康至关重要。

妊娠期糖尿病患者的进食量不应像其他类型糖尿病那样严

格，可适当放宽，一般可在其他类型糖尿病饮食控制的基础上加20% ~ 30%，以保证在整个妊娠期间体重增加不超过 9 千克。但在不同的妊娠时间内，体重增加的要求不同。

在妊娠的前 3 个月，体重增加不宜太快，一般保持在 1 ~ 2 千克即可；妊娠的后 3 个月，体重增加的速度大大加快，大约每周 500 克左右；在妊娠期间出现体重增加过快、体重不变或减轻时，应及时向医生咨询；切忌妊娠时还在减肥，这不但不利于胎儿发育，对母亲也有害，而且糖尿病酮症发生的机会也大大增加。

糖尿病患者饮食疗法的要点

饮食疗法是治疗糖尿病的基本疗法，为使饮食疗法取得成功，糖尿病患者应牢记以下几条要点。

（1）建立正确、有规律的饮食生活。

（2）在规定的热量范围内做好营养的平衡。

（3）每天饭量八分饱，副食荤素搭配，种类要多；主食粗细搭配，数量应少。

（4）养成饮食淡味的习惯。

（5）不偏食、不挑食。

（6）牢记每天所需总热量及饮食量。

（7）饮酒、吃水果、外食（在饭馆、食堂或朋友家吃饭）也要计算在总热量之内。

（8）不宜过多饮酒，不宜吃零食。

（9）相信科学，不轻易听信传说用药。

（10）建立一个健康长寿的糖尿病饮食。

糖尿病患者宜吃什么

（1）宜食五谷杂粮。粗杂粮（如莜麦面、荞麦面、燕麦面、玉米面）富含维生素 B、多种微量元素及食物纤维。糖尿病患者长期食用可收到降低血糖、血脂的效果。

（2）宜食豆类及豆制品。豆类食品富含蛋白质、无机盐和维生素，且豆油含不饱和脂肪酸，具有降低血清胆固醇及甘油三酯的作用。

（3）宜食苦瓜、洋葱、香菇、柚子、蕹菜、南瓜，以上食物既可做菜食亦可收到降低血糖的作用，是糖尿病患者理想的食物。

（4）宜食海带、木耳、鱼等食物。

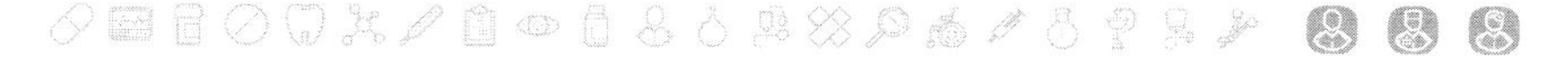

糖尿病患者不宜吃什么

（1）不宜吃白糖、红糖、冰糖、葡萄糖、麦芽糖、巧克力、奶糖、水果糖、蜜饯、水果罐头、汽水、果汁、果酱、冰淇淋、甜饮料、甜饼干、甜面包及糖制糕点等食品，因为以上食品含糖很高，食用易出现高血糖。

（2）不宜食富含胆固醇的食物及动物脂肪，如动物的脑、肝、心、肺、腰、蛋黄、肥肉、黄油、猪牛羊油等，因以上食物易使血脂升高，易发生动脉粥样硬化。

（3）不宜饮酒。

糖尿病患者可以吃水果吗

水果不宜多吃，重症糖尿病患者最好不吃。水果中碳水化合物（包括葡萄糖、果糖、蔗糖、淀粉、果胶等）含量约为4% ~ 20%，因为水果含有葡萄糖，过多食用后会使血糖升高，尿糖增加，对糖尿病不利。然而水果中也含有果糖、果胶，果糖正常代谢开始不需胰岛素参与，果胶有延缓葡萄糖吸收的作用，从这个角度讲糖尿病患者并不是绝对不能食用水果，可以少食水果，但要计算热能，减少主食。25g 大米所产的热量分别相当于橘子 150g、苹果 120g、梨 150g、葡萄 180g、桃 250g、李 200g、柿 160g、枣 75g、荔枝 130g、枇杷 260g、香蕉 90g、菠萝 200g、草莓 300g、西瓜 500g 所产的热量。也就是说，若吃 500g 西瓜，就减少 25g 主食。

糖尿病患者可以饮茶吗

糖尿病患者能否饮茶，回答是肯定的。但需注意以下几个问题。

（1）睡前不宜饮浓茶。因茶叶中含有咖啡因，可刺激大脑皮层，使人兴奋，故睡前饮浓茶易造成失眠，对糖尿病的血糖控制不利。另外，茶叶中含有鞣质，具有收敛作用，若过饮浓茶易发生大便秘结。

（2）泡茶宜用冷开水，不宜用热开水。因茶叶中含有一种较理想的降糖物质及丰富的维生素，这些对糖尿病患者是十分有利的，若用热开水泡茶，则降糖物质的有效成分及多种维生素遭到破坏，因此糖尿病患者要用茶叶降血糖，切勿用沸水泡茶。

糖尿病患者为何应戒烟

吸烟有损于正常人的健康，对糖尿病患者危害更大。

（1）烟中的主要成分为烟碱，烟碱可刺激肾上腺素的分泌，使血糖升高。

（2）少量烟碱对中枢神经系统有兴奋作用，但较大量的烟碱对神经起抑制和麻痹作用。

（3）烟碱可以使心跳加快，血压升高。

（4）开始小量的烟碱，使冠状动脉血流量突然增加，以后则逐渐减少。因而影响心脏本身的营养，吸烟是冠心病危险因素之一。所以糖尿病患者一定要下决心把烟戒掉。

糖尿病患者为何不宜饮酒

（1）糖尿病患者由于糖代谢紊乱，不能像正常人那样在肝脏内贮存葡萄糖，所以肝脏的解毒能力较差，而酒在体内是由肝脏来解毒的，因此长期大量饮酒可造成肝脏严重损害。

（2）酒内含有酒精，酒精能耗竭肝糖原贮备，抑制糖异生而加重磺脲类降糖药的低血糖效应。

（3）长期饮酒可使血清甘油三酯升高，加重代谢紊乱，促使动脉硬化的发生与发展。

（4）注射胰岛素的患者若空腹饮酒易引起低血糖，少数服磺脲类药物的患者饮酒后易出现心慌、气短、面颊红燥等不良反应。

（5）糖尿病患者高血压、动脉硬化的发病率高，发病年龄早，发展快，长期大量饮酒会加速其发生和发展。

基于上述情况，糖尿病患者最好不宜饮酒。若逢年过节亲朋好友聚会欲饮酒的话，也应少量饮用酒精含量低的酒如啤酒、葡萄酒等（啤酒含酒精约4%，葡萄酒含酒精约14%），并且要计算热量，不要空腹饮酒。但对重症糖尿病合并肝胆疾病、心血管并发症及正在使用胰岛素治疗的患者应禁止饮酒。

糖尿病患者外出旅游注意事项

（1）不要忘记携带记录糖尿病治疗内容的“糖尿病治疗卡片”。

（2）做好糖尿病病情记录。

（3）饮食应在规定热量内注意营养平衡，不可过食或偏食，每天用餐时间及用餐次数应固定。

（4）不宜过多饮酒及甜饮料，若少量饮用也要计算其热量。

（5）按时服用药物，注射胰岛素。

（6）旅游应量力而行，不要勉强安排每天的旅游日程，防止过度疲劳，使糖尿病加重。

饮食疗法失败的主要原因

（1）不能长期坚持饮食治疗。

（2）饮食不合理。有的患者担心控制饮食会影响健康，不听医生的劝告，自己偷偷增加副食；有的患者只知限制主食，而不限制副食；有的人饮食不规律，偏食、挑食，每餐进食量每日餐数相差很大；还有的只知严格控制饮食而不注意营养平衡，结果使饮食疗法失败。

（3）饮酒。不少男患者有饮酒嗜好，使饮食疗法失败。所谓“酒不含糖，糖尿病患者可饮用”是十分错误的，如前所述，所有的酒对糖尿病患者都不利，建议糖尿病患者不要饮酒。

（4）吃零食。不少女性患者因食零食如点心、巧克力、冰淇淋等，容易不知不觉地吃过量而致饮食疗法失败。建议女性糖尿病患者改掉吃零食的习惯。

糖尿病患者为何应建立疗养手册

糖尿病疗养手册是糖尿病患者自己的病历，每位糖尿病患者自己都要建立疗养手册。通过疗养手册把自己的体重、血压、尿糖、饮食内容、运动量、用药情况及自觉症状如何做一记录，定期检查时，拿给医生看，是医生开医嘱、处方必不可少的资料依据，也是判断糖尿病的控制好坏、自我检查病情的一个重要依据。

疗养记录的写法：以上项目并不是每天都记，对体重、尿糖、血压、饮食、运动、用药、自觉症状应每天都记，其他项可定期到医院检查后再做记录。测体重要求早晨起床后，进早餐前排空尿测量，每天做法相同。空腹尿糖是检查起床后早饭前的第二次尿，餐后2小时尿糖查早餐后2小时尿。饮食要把每日三餐的内容和量整理好，得到营养师核对后才能用。运动要填写运动项目及时间，药物要写名称和用量。